AF550507

Krampfadern

schonend und natürlich entfernen

DR. SUNDARO KÖSTER
DR. BERNDT RIEGER

KRAMPFADERN

schonend und natürlich entfernen

KOPP VERLAG

1. Auflage Februar 2012
2. Auflage August 2014
3. Auflage Dezember 2016
4. Auflage Juli 2019

Umschlaggestaltung: Anke Brunn
Satz und Layout: opus verum, München
ISBN: 978-3-86445-020-4

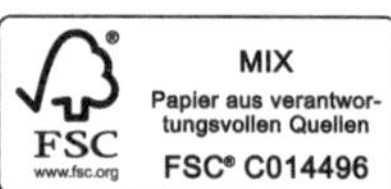

Die veröffentlichten Ratschläge wurden mit größter Sorgfalt von Verfassern und Verlag erarbeitet und geprüft. Eine Garantie kann jedoch nicht übernommen werden. Ebenso ist eine Haftung der Verfasser bzw. des Verlages und seiner Beauftragten für Personen-, Sach- oder Vermögensschäden ausgeschlossen. Jeder Benutzer ist zur sorgfältigen Prüfung der durchzuführenden Medikation verpflichtet. Jede Dosierung oder Applikation erfolgt auf eigene Gefahr.
Dieses Buch soll lediglich Hinweise geben, es ist kein medizinisches Lehrbuch. Die hier gegebenen Informationen sollen Ihnen Entscheidungen, die Ihre persönliche Gesundheit betreffen, erleichtern. Das Buch ist keinesfalls als Ersatz für eine vom Arzt verordnete Behandlung gedacht. Bei Verdacht auf ein gesundheitliches Problem sollten Sie auf jeden Fall kompetente medizinische Hilfe suchen.
Wenn in diesem Buch bestimmte Firmen, Organisationen oder Experten genannt werden, so bedeutet dies keine Unterstützung durch die Autoren oder den Verlag. Ebenso bedeutet eine Erwähnung nicht, dass diese Firmen, Organisationen oder Experten dieses Buch, die Autoren oder den Verlag unterstützen. Internet-Adressen, die in diesem Buch genannt werden, waren zum Zeitpunkt der Drucklegung korrekt.

Gerne senden wir Ihnen unser Verlagsverzeichnis.
Kopp Verlag
Bertha-Benz-Straße 10
D-72108 Rottenburg
E-Mail: info@kopp-verlag.de
Tel.: (0 74 72) 98 06-0
Fax: (0 74 72) 98 06-11

Unser Buchprogramm finden Sie auch im Internet unter:
www.kopp-verlag.de

Inhalt

Einleitung

Wer Krampfadern hat, möchte sie natürlich möglichst schonend, ohne langwierige und schmerzhafte Abheilungsphase, ohne erhebliche Risiken der Behandlung und möglichst ohne Narben entfernen lassen. Wenn es dann auch noch ohne Narkose und Stützstrümpfe geht und man direkt nach der Behandlung fast ohne Schmerzen wieder gehen und Autofahren kann – dann mag man es zunächst kaum glauben.

Die Krampfaderentfernung mit hochprozentiger Kochsalzlösung ist ein etabliertes Verfahren, das vor hundert Jahren von Prof. Linser an der Universität Tübingen entwickelt und seither mehr als hunderttausendfach erfolgreich angewandt wurde. Sie ist ein biologisches Verfahren, bei dem der Körper durch einen intensiven Reiz im Inneren der Krampfader dazu veranlasst wird, die Krampfadern innerhalb weniger Monate mit den ihm zur Verfügung stehenden Möglichkeiten selbst aufzulösen. Diese Therapie ist in der Modifizierung nach Dr. Köster schonend, ohne Nebenwirkungen oder Folgeschäden, übertrifft andere moderne Verfahren der Krampfaderentfernung und kann deshalb heute als Therapiestandard schlechthin bezeichnet werden.

Wenn wir Krampfaderbetroffenen, die uns anrufen, dann noch erzählen, dass die Behandlung nur etwa ein Zehntel der üblicherweise vorgenommenen chirurgischen Krampfader-OP (Stripping-OP) kostet – etwa 300.- Euro für ein Bein – dann denken einige sicherlich, wir seien unseriös, zumal die gesetzlichen Krankenkassen die teure Stripping-OP bezahlen und diese Behandlung mit Kochsalzlösung nicht. Nur die privaten Krankenkassen übernehmen ohne Probleme die Kosten.

Die meisten Patienten in unseren Praxen kommen aufgrund von Empfehlungen anderer Patienten, die bei uns gute Erfahrungen gesammelt haben. Andere wollen Informationen, weil sie sich zu Recht fragen, warum diese Methode nicht flächendeckend angewandt wird.

Um diese Frage zu beantworten, haben wir dieses Buch geschrieben. Es kommt direkt aus der Praxis, schließt Fallschilderungen ein und sagt Ihnen alles, was Sie wissen müssen, um sich ohne Bedenken auf diese Methode einlassen zu können.

Etwa 30 Prozent der Bevölkerung in Deutschland leidet an Krampfadern. Dieses Buch möchte über die gängigen Behandlungsmethoden aufklären, ihre Risiken und Langzeitfolgen aufzeigen und die Vorteile der biologisch-sanften Krampfaderentfernung mit reiner Kochsalzlösung aufzeigen.

Dr. med. Sundaro Köster
Dr. med. Berndt Rieger

Wissenswertes über Krampfadern und ihre Therapie

Die Fragen der Patienten

Bevor wir uns an die Therapie von Krampfadern machen, müssen wir zuerst einmal klären, was Krampfadern überhaupt sind.
Die ersten Fragen unserer Patienten sind:

- Habe ich Krampfadern?
- Welche Beschwerden machen Krampfadern?
- Was ist nur ein optischer Makel und was bereits gesundheitsgefährdend?
- Zu welchem Zeitpunkt muss ich Krampfadern behandeln lassen?

Immer wieder kommen Patienten in die Praxis, um sich »Krampfadern« spritzen zu lassen, die dann bei genauerer Betrachtung gar keine sind. Krampfadern sind geschlängelte Venen, die sowohl in der Länge – deswegen sind sie geschlängelt – als auch im Durchmesser überdehnt sind. Aus diesem Grunde fließt das venöse Blut in ihnen nicht mehr zügig ab in Richtung des Herzens – oder es fließt bei langem Stehen oder Sitzen überhaupt nicht mehr. In diesem Falle kann es dann leicht zu einer Gerinnung des Blutes kommen, also zu einer Thrombose.
Bevor es dazu kommt, verursacht eine Krampfader zunächst nur ein Schwere- oder Stauungsgefühl in dem betroffenen Bein, oder es entwickelt sich eine Schwellung (Ödem) im Knöchelbereich. Weitere Anzeichen einer Krampfader sind Ekzeme, zunehmende Blau- oder Braunverfärbung im Knöchel- oder Fußbereich, nächtliche Wadenkrämpfe oder schnelle Ermüdung der Beine.

Beim Auftreten der oben genannten Beschwerden sollte man die verursachende Krampfader schnell behandeln lassen, da die Beschwerden sonst im Laufe der Zeit weiter zunehmen werden. Das Endstadium einer nicht behandelten Krampfader ist dann nicht selten ein blaubrauner, geschwollener Unterschenkel und Fuß mit versteiftem Sprunggelenk und / oder einem sogenannten offenen Bein (= *Ulcus cruris* – ein meist nässendes, nicht mehr spontan abheilendes Geschwür im Unterschenkelbereich).

Es gibt auch Fälle, in denen sichtbare Krampfadern lange Zeit symptomlos bleiben. Wir plädieren trotzdem dafür sie zu behandeln, denn früher oder später werden sie Beschwerden verursachen. Je länger man abwartet, desto größer wird die Krampfader und desto mehr Seitenäste entstehen. Je früher man reagiert, desto einfacher ist die Behandlung.

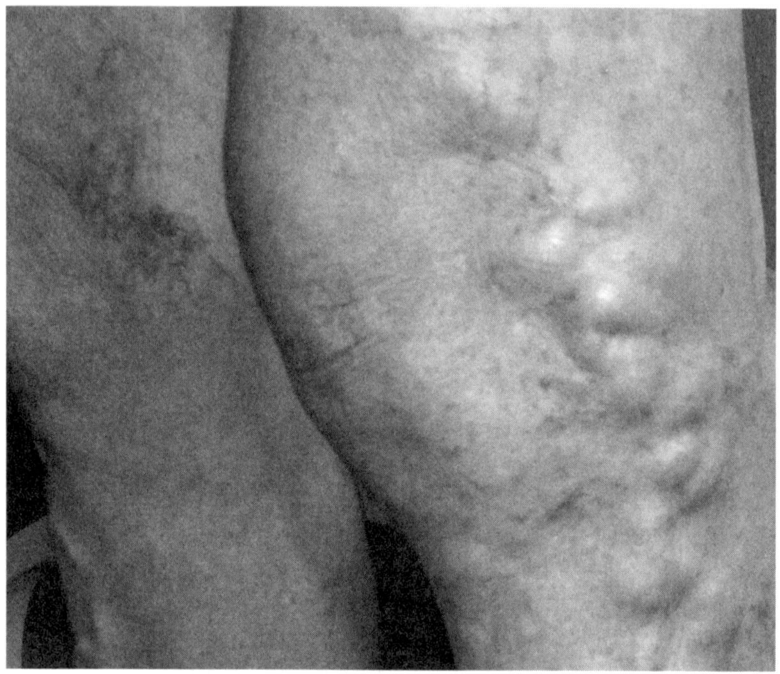

Im Vordergrund sehen Sie eine große Krampfader an der Außenseite des linken Knies und im Hintergrund Besenreiser an der Knieinnenseite.

Ödeme oder Stauungsbeschwerden in den Beinen müssen nicht unbedingt von Krampfadern verursacht sein. Sie können auch von Krankheiten – z. B. einer Herzschwäche – herrühren.

Die aussagekräftigste Untersuchung bei Venenbeschwerden ist die Ultraschalluntersuchung. Mit ihrer Hilfe können die Abflussverhältnisse in den Venen sehr gut dokumentiert werden. Vor allen Dingen kann man genau beurteilen, ob die Venenklappen noch schließen oder nicht. Wenn die Venenklappen nicht mehr richtig schließen, handelt es sich um eine Krampfader und man sollte sie behandeln, also entfernen.

Arterien, Venen, Krampfadern – die Unterschiede

Krampfadern verlaufen meistens sichtbar an der Oberfläche der Beine. Zwar fließt in ihnen Blut, oft aber stockt es dort wie in einem Behälter und wird dadurch dem normalen Blutkreislauf entzogen, geht ihm also verloren. Das ist eher schädlich für die Gesundheit, denn wir sind Luftatmer. Wenn wir von Energie sprechen, vergessen wir gerne, dass dieses Gefühl, Energie zu haben, und die Leistungsfähigkeit von Geweben vor allem von ihrer Sauerstoffversorgung abhängt. Dafür ist die Lunge zuständig, die den Sauerstoff aus der Luft aufnimmt, und das Herz, das den Sauerstoff mit Hilfe des Blutes in alle Gewebe des Körpers verteilt. Es tut das über Adern, die wir Arterien nennen, oder auch Schlagadern. Man kann sie relativ leicht erkennen, denn es sind die harten, klopfenden Adern, die man auch Pulsadern nennt, weil man an ihnen den Puls spüren kann. In diese Adern zu stechen erfordert viel Erfahrung, weil ihre Wand so hart und dick ist. Diese Adern sind für die Durchblutung zuständig. Sie bleiben von der Kochsalztherapie völlig verschont. Wenn man Kochsalz versehentlich in das Gewebe in der Nähe einer Arterie oder direkt in eine Arterie spritzen würde, wäre das von Übel. Aggressive Reize wie auch die hochprozentige Kochsalzlösung würden eine schwere Gefäßschädigung mit Verschluss hervorrufen, und das kann im

Alle Arten und Größen von Krampfadern können mit der biologisch-sanften Methode behandelt werden, auch diese sehr großen Exemplare mit einem Durchmesser von bis zu eineinhalb Zentimetern.

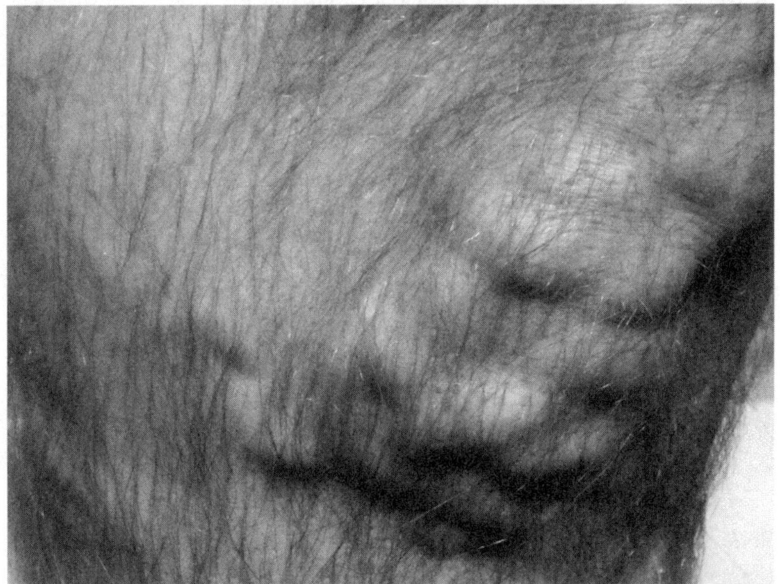

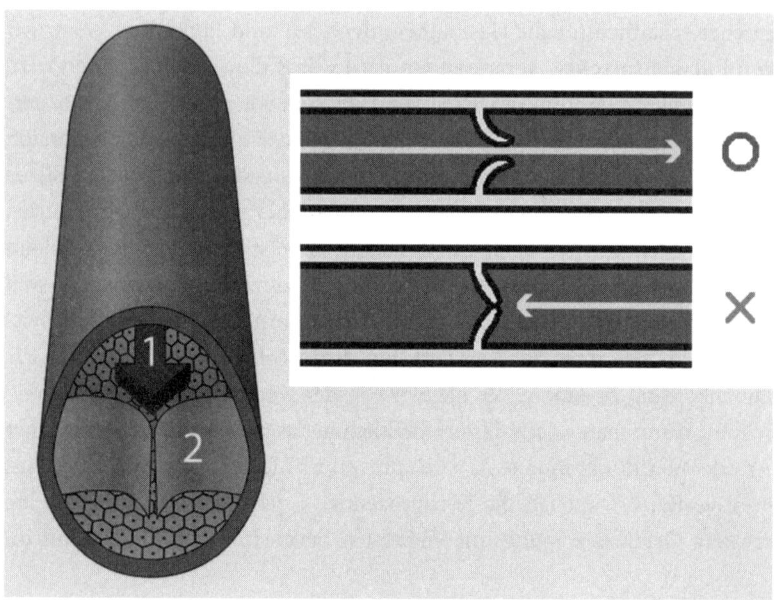

Die Venenklappen in einer gesunden und nicht erweiterten Vene lassen das Blut nach oben durchfließen, schließen sich aber, sobald das Blut zurückfließt. In einer erweiterten Vene (Krampfader) schließen die Klappen nicht mehr richtig. Die Folge ist ein Blutstau bis zum Fuß.

schlimmsten Fall sogar den Verlust eines Beins bedingen, wie man von Operationen, Laser- oder Radiowellentherapie her weiß, deren Wirkungen nicht so gut zu kontrollieren sind. In der hundertjährigen Geschichte der Kochsalztherapie dagegen ist kein Fall bekannt geworden, in dem eine Arterie geschädigt wurde. Warum nicht? Weil es einfach sehr schwierig ist, mit einer Nadel das Innere einer Arterie zu treffen. Durch die Härte der Wand weicht sie der Nadelspitze aus, außer man hält sie gezielt fest, um sauerstoffreiches Blut zu gewinnen.

Das heißt also kurz zusammengefasst: Arterien, die für die Durchblutung zuständig sind, werden in die Kochsalztherapie überhaupt nicht einbezogen, weshalb hier auch kein Schaden entstehen kann.

Rechte Seite: Die am häufigsten zu einer Krampfader entartete Vene, die Vena saphena magna *(VSM), auch große Rosen- oder Rosenkranzvene genannt.*

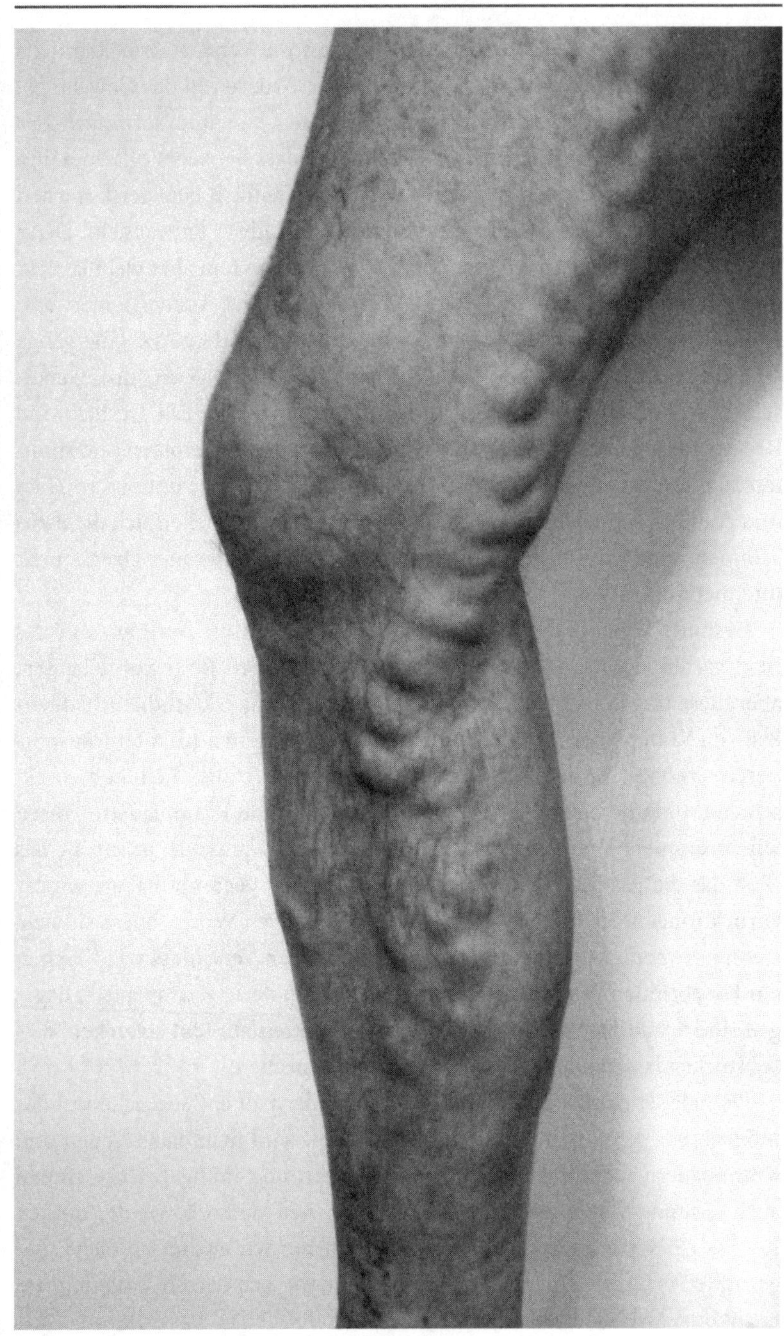

Die zweite Spielart einer gesunden Ader ist die Vene, auch bekannt als Blutader. Ihre Aufgabe ist es, das Blut, das die Arterien in das Gewebe gebracht haben, wieder zum Herz zurückzuleiten. Sie sind sozusagen das Mülltransportunternehmen des Kreislaufs, und dass sie sauerstoffarmes und schlackenreiches Blut transportieren, ist wahrscheinlich eine der Ursachen dafür, dass diese Venen sich mitunter in Krampfadern umwandeln. Denn Krampfadern waren einmal gesunde Venen, nehmen nun aber viel Platz ein und behindern so auch die Neuausbildung gesunder Venen. Venen und Krampfadern zu unterscheiden ist nicht ganz leicht, denn die Übergänge sind fließend. Eine gesunde Vene hat (ähnlich wie Arterien) drei Gefäßschichten. Bei einer Krampfader ist das oft nicht mehr der Fall. Deshalb sind Krampfadern häufig so weich und rissig, dass sie sich vorwölben und spontan zu bluten anfangen. Gesunde Venen können sich gut zusammenziehen und dadurch den Kreislauf unterstützen. Krampfadern ziehen sich nicht zusammen, sondern sind eher sackartige Gebilde, die sich unter Druck mehr und mehr erweitern.

Gesunde Venen haben Klappen, die einen Rückfluss des Blutes in das Bein verhindern. Krampfadern haben vielleicht noch Reste von Klappen, aber diese tragen nichts mehr zum Blutfluss bei. Das erklärt die Schädlichkeit von Krampfadern. Denn dadurch, dass sie das Blut schlechter transportieren, erhöhen sie den Rückstau von Blut in die Gefäße, die ihnen vorgeschaltet sind und bewirken auch dort die Bildung von Krampfadern. Fassen wir zusammen: Venen sind ein wichtiger Teil des Kreislaufs, indem sie das Blut, das die Arterien vom Herzen in den Körper gepumpt haben, wieder zurückbringen. Sie tun das in einer höchst effektiven Weise, indem sie sich, wenn notwendig, zusammenziehen und durch den Verschluss von Klappen ein Herabrinnen des Bluts Richtung Füße verhindern. Krampfadern dagegen sind Schädlinge des Körpers, die dem Blutkreislauf Blut entziehen, dieses stocken lassen und gesunde Venen kaputt machen.

Deshalb ist es eine gute Idee, die Krampfadern zu entfernen, soweit das möglich ist. Wenn man das operativ versucht, wird man dabei Venen und Krampfadern nicht gut unterscheiden können und immer wieder einmal auch gesunde Venen zerstören. Das ist bei einer Methode wie der sanften Kochsalztherapie anders, denn sie bekämpft nur Krampfadern, nicht aber gesunde Venen mit einer Gefäßinnenschicht, die sich der Einspritzung von hochkonzentriertem Kochsalz widersetzen kann.

Die Vorbeugung von Krampfadern

Wenn Sie Venenexperten nach einer Krampfaderentfernung fragen, was Sie noch gegen Krampfadern tun oder das Wiederauftreten von Krampfadern verhindern können, werden Sie unter Umständen zurückhaltende Auskünfte bekommen. Das liegt daran, dass Empfehlungen zur Prophylaxe nicht im Interesse des Arztes liegen, der von der Durchführung von Eingriffen lebt. Die Krampfadertherapie in Deutschland ist ein Wirtschaftszweig, in dem Milliardenbeträge umgesetzt werden.

Dass sich bei der Prävention von Krampfadern so wenig tut, liegt aber im Wesentlichen an Übergewicht, Bewegungsmangel und falscher Ernährung, die im Regelfall vom Patienten nicht bekämpft werden wollen, weil er eine Lebensumstellung hin zur Aktivität und gesünderen Ernährung als zu anstrengend erlebt; in unserer oft freudlosen Welt, die sehr viel Stress bietet, sind inaktives Abschalten und leckeres Essen mitunter der einzige verbliebene Trost. Aber selbst Motivierte stoßen bald an ihre Grenzen. Egal, was sie gegen Krampfadern tun, sie werden nur eingeschränkte Erfolge haben. Denn deren Ursache ist nicht zuletzt eine vererbte Bindegewebsschwäche, die sich meis-

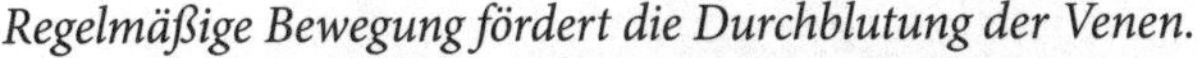

Regelmäßige Bewegung fördert die Durchblutung der Venen.

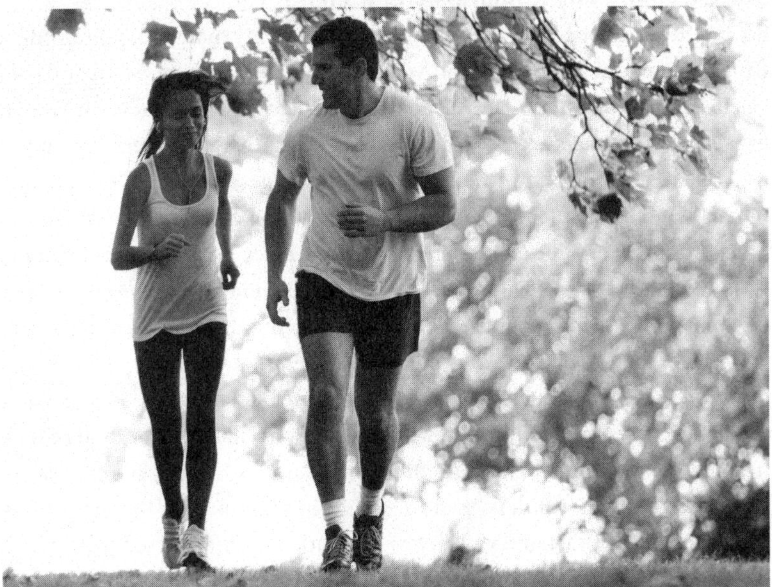

tens über viele Generationen entwickelt hat. Diese Bindegewebsschwäche hängt hauptsächlich mit unseren Lebensumständen zusammen. Wir sitzen zu viel, stehen zu viel, bewegen uns zu wenig und essen zu unvital. Bei Naturvölkern gab und gibt es keine Krampfadern. Deshalb halten wir es für wichtig, nicht nur daran zu denken, wie man eine Krampfader entfernt, sondern auch, wie man ein Wiederauftreten möglichst lange hinauszögern kann.

Bewegung

Bewegung ist Leben. Je mehr Sie die Beine bewegen, desto besser ist der Abfluss des Blutes aus ihnen. Das betrifft vor allem die gesunden Venen, die dadurch aktiviert werden. Aber auch Krampfadern, die für sich selbst keine Bewegung mehr machen, werden besser entleert, wenn der Blutabfluss insgesamt verbessert wird. Die »Muskelpumpe« der Beine, wie man sie nennt, wird am stärksten betätigt, wenn Sie den Vorfuß bei einer Bewegung zusammenkrümmen. Das ist besonders der Fall, wenn Sie die Holzclogs tragen, die man früher Holländer-Pantoffeln nannte. Aber auch modernere Entwicklungen wie die MBT-Schuhe wirken sich günstig auf die Venenpumpe aus. Wenn Ihnen solche Schuhe oder Pantoffeln gefallen, tragen Sie sie bevorzugt!

Stützstrümpfe und Kompressionsstrümpfe

Strümpfe aus elastischem Gewebe werden seit dem frühen 19. Jahrhundert für Krampfadern hergestellt und von vielen Frauen auch verwendet, da sie zweifellos bei gutem Sitz das Blut aus den oberflächlichen Gefäßen der Beine herausdrücken und damit den Blutabfluss in der Tiefe verbessern. Der positive Effekt: Man bekommt nicht mehr so leicht geschwollene Fußknöchel. Ob man nun fester oder locker sitzende oder nur bis zu den Knien reichende Stützstrümpfe verwendet oder sich gleich mit einer Kompressionsstrumpfhose ausstaffiert, ist dem Geschmack des Einzelnen überlassen. Ärzte neigen dazu, hier möglichst stramme und hoch reichende Kompressionsstrümpfe zu verschreiben, während Anwender sich lieber mit lockeren, kurzen Stützstrümpfen, vielleicht auch in einer hübschen Farbe statt dem unattraktiven, medizinisch verordneten Braun Erleichterung verschaffen. Wer in der Sommerhitze schon einmal eine Kompressionsstrumpfhose getragen hat, weiß, was leiden heißt. Besonders, wenn sie schlecht sitzt und den Blutabfluss aus den Beinen abschnürt und vielleicht sogar dadurch Thrombosen hervorruft, die sie eigentlich verhindern soll.

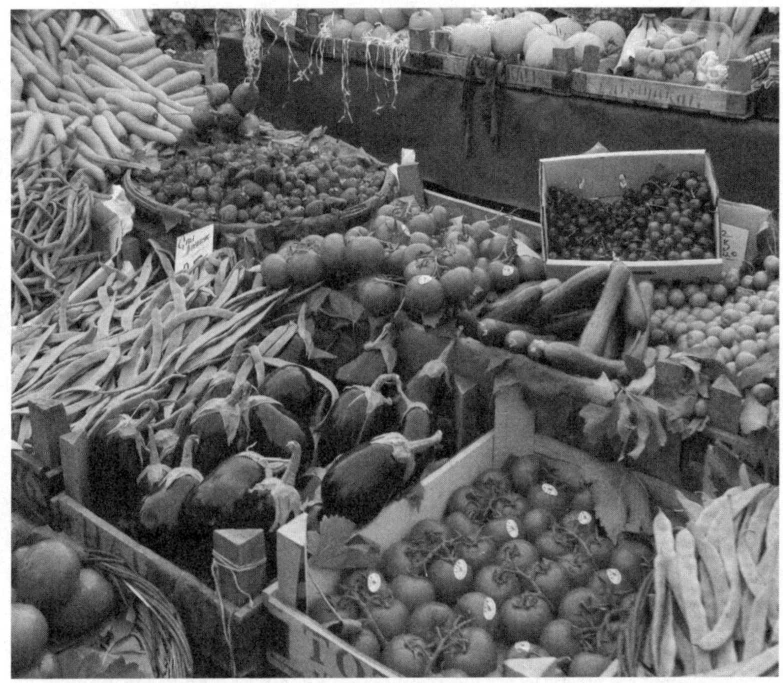

Obst und Gemüse verfügen über einen hohen Vitalstoffgehalt – je naturbelassener desto besser.

Unsere Meinung dazu: Lassen Sie von Kompressionsstrümpfen am besten die Finger (außer in Ausnahmefällen)! Nach einer Sanierung der oberflächlichen Krampfadern durch die biologisch-sanfte Krampfaderentfernung erholen sich tiefer liegende Venen meist so gut, dass es solcher Hilfsmittel nicht mehr bedarf. Lediglich bei längeren Flügen, oder wenn Sie den ganzen Tag stehen müssen, erscheint es sinnvoll, zur Vorbeugung von Thrombosen Kompressionsstrümpfe zu tragen.

Ernährung

Viele Therapeuten, die sich der Behandlung von Krampfadern zugewandt haben, messen der Ernährung weniger Bedeutung bei als Dr. Bruker, der die Klinik in Lahnstein vor allem deshalb aufbauen konnte, weil er ein berühmter Verfechter der Vollwerternährung war. In seinem Buch über die Krampfadertherapie schrieb er zum Thema »Vorbeugung«: »Oft werde ich gefragt, ob die Krampfadern wiederkommen. Nein, wenn sie korrekt verödet wurden, kommen sie nicht wieder. Aber es kann nicht garantiert werden, dass sich keine Neubildungen einstellen, die auf Fehlern in der Lebensführung beruhen.«

Bruker war ein Naturarzt höchster Güte. In seinem Ratgeber »Krampfadern« erwähnt er zahlreiche naturheilkundliche Maßnahmen aus dem Bereich der traditionellen europäischen Medizin, darunter vor allem der Kneipp'schen Gesundheitslehre. Bruker war stark homöopathisch geprägt und verbrachte auch mehrere Ausbildungsjahre an der homöopathisch-biologischen Klinik der Krankenanstalt Bremen. Nach dem 2. Weltkrieg wandte er sich vor allem Ernährungsfragen zu und erkannte den hohen Wert von Frischkost und Vollwertkost in einer Zeit, in der das noch kein Thema war. Als ärztlicher Leiter der Klinik Lahnstein entwickelte er ein Heilkonzept, nach dem er Krankheiten in drei Gruppen unterteilte: durch Ernährung, durch Lebensumstände und durch Umweltgifte entstanden. Seinen Patienten empfahl Bruker, Auszugsmehle, industriell hergestellte Kohlenhydrate und Margarine vollkommen zu vermeiden und auch tierisches Eiweiß nur in Maßen zu sich zu nehmen. Vollkornprodukte, Obst, Gemüse, Nüsse, naturbelassene Öle sind die Schwerpunkte der Ernährung nach Bruker.

Bruker war ein Vorkämpfer der Öko-Bewegung, bestand auf unverfälschter und natürlich angebauter Nahrung. Wer aber so sehr auf Schrot und Korn baut, berücksichtigt nicht die Tatsache, dass viele Menschen in Deutschland Gluten, das Klebereiweiß in Weizen, Roggen und Gerste, schlecht vertragen. Sie bekommen aufgrund des erhöhten Innendrucks gequollene Bäuche, wodurch der Abfluss des Blutes aus den Beinen behindert wird. Sehen Sie sich die dickbäuchigen Europäer an, die sich vor allem von Brot und Brötchen ernähren, und gehen Sie dann nach Asien, wo auf Gluten weitgehend verzichtet wird, weil das »Brot« der Menschen dort Reis ist. Und wenn Sie nun hören, dass Krampfadern in Asien sehr selten sind, werden Sie den Zusammenhang verstehen und dafür die andersartige Ernährung verantwortlich machen. Je stärker Gluten den Bauch »verkleistert«, desto unregelmäßiger wird die Verdauung, desto verquollener der Darm und desto höher der Innendruck im Bauchraum.

Sie sehen an diesem Beispiel, dass auch gut gemeinte Ratschläge, die bei manchen Menschen eine starke Verbesserung ihrer Gesundheit zur Folge haben, bei anderen schädlich sein können. Aus einer Lebensphilosophie heraus darf keine Betriebsblindheit entstehen.

Was soll man also essen, um Krampfadern zu verhindern? Verlässliche wissenschaftliche Daten und Fakten dazu gibt es keine. Sicherlich ist es so, dass Krampfadern eine Zivilisationskrankheit darstellen. Bei Naturvölkern – die ja auch ihre alten Menschen über hundert Jahre alt haben – sind Krampfadern nahezu unbekannt, auch Tiere entwickeln Krampfadern eigentlich nur in Gefangenschaft – wenn sie eng mit Menschen zusammen leben. Doch was ist hier die Ursache? Sind Krampfadern nun eine Folge der sitzenden Lebensweise, der Ernährung oder sind es gar psychosomatisch bedingte Krankheiten, die vielleicht auch gut mit »energetischen« Heilmethoden wie der Homöopathie behandelt werden können? Egal, wie man diese Fragen beantwortet – niemand wird bezweifeln, dass es sinnvoll ist, das Wiederauftreten von Krampfadern zu vermeiden, anstatt mitunter Jahr für Jahr Kochsalzlösung zu spritzen.

Wir vertreten die Ansicht, dass natürliche und unverfälschte Ernährung aus biologischem Landbau sinnvoll ist. Man möge eher jene Nahrungsmittel zu sich nehmen, die uns die Natur jahreszeitlich zur Verfügung stellt. Diese Nahrungsmittel sollten roh oder schonend bei kleiner Flamme zubereitet werden. Bei der Auswahl der Speisen sollten Sie keine ideologischen Schranken setzen, sondern überprüfen, was Ihnen gut schmeckt.

Gängige Behandlungsmethoden bei Krampfadernleiden

Das Venenstripping

Dabei werden die Krampfadern operativ durch Herausreißen entfernt. Die Operation verläuft folgendermaßen: Zuerst macht man einen Schnitt an der Leiste und unterbindet den Fluss zwischen der großen tiefen Beinvene *(Vena femoralis)* und der großen Rosenvene *(Vena saphena magna)*, die oberflächlich liegt. Man nennt das »Crossektomie« der wichtigste Teil der ganzen Operation, da damit das Einströmen von Blut in die große Rosenvene verhindert wird und es schon dadurch zu deren Veröden kommen kann. Dieser Teil der Operation muss aber korrekt durchgeführt werden, das heißt, alle kleinen Venen des so genannten Venensterns in diesem Bereich müssen durchtrennt und abgebunden und die große Rosenvene unmittelbar in

Höhe ihrer Einmündung abgesetzt werden, sonst ist der Therapieerfolg nicht gegeben. Einige unerfahrene Chirurgen machen im Bereich des Venensterns die meisten Fehler. Einerseits, weil sie die vielen Varianten nicht kennen oder fürchten, Venen abzubinden, die ansonsten für die Durchblutung des Beins notwendig sind. Hier scheiden sich Anfänger von Profis. Der Patient muss es ausbaden, wenn ein Anfänger operiert. Er merkt es daran, dass er nach Anfänger-Operationen relativ bald wieder Krampfadern entwickelt.

Das Venenstripping selbst wird mit der so genannten Babcock-Sonde durchgeführt. Man macht wenigstens zwei Einschnitte, einen am Unterschenkel und den anderen in der Nähe der Leiste. Dann wird am unteren Einschnitt die Haut aufgespannt, die Wand der großen Rosenvene oder *Saphena magna* aufgeschnitten und eine Sonde in ihr Inneres eingeführt und bis zur Leiste vorgeschoben. Die Spitze wird an der Operationswunde sichtbar und dort ein Metallknopf aufgeschraubt. Dann zieht man die Sonde wieder zurück. Durch den Knopf wird dabei die gesamte *Saphena magna* mitgezogen und ihre Verbindungen zum Bindegewebe und anderen Venen abgerissen.

Die Haut über weiteren kleineren Krampfadern wird aufgeschnitten und die Adern mit einer Zange abgerissen und herausgezerrt, was man »Phlebektomie« nennt. Hier hat man in der Vergangenheit größere Schnitte gesetzt. Viele Chirurgen führen heute jedoch die Miniphlebektomie nach Varady durch, eine sanftere Methode, bei der die Venen mit einem Häkchen herausgezogen werden.

Einige Verbindungen mit tiefen Beinvenen werden gesondert aufgesucht und abgebunden. Dafür gibt es den Begriff der »Perforansligatur«. Darauf wurde vor Jahren großer Wert gelegt. Nachdem Studien aber ergeben hatten, dass die Operationsergebnisse bei Menschen, bei denen das nicht gemacht wurde, nicht schlechter waren, ist die Perforansligatur von vielen wieder aufgegeben worden.

Das Hauptproblem des Venenstrippings ist die große innere Wunde, die man operativ hervorruft. Schon das Abreißen der Verbindungen der großen Rosenvene lässt einen relativ großen Blutfluss entstehen, der sich aus den Abrissstellen in das Bindegewebe ergießt. Die Wunde reicht über eine große Strecke des Beins. Die Phlebektomien führen zu weiteren Blutergüssen. Je nach Ausdehnung der kleineren Krampfadern können Sie nach einem Venenstripping mit zahlreichen Schnittwunden am Bein aufwachen. Diese spiegeln aber nur einen kleinen Teil des entstandenen Schadens, der innerlich vernarben muss. Dazu gehören auch Nervenschädigungen. Jedes Blutgefäß wird von einem dichten Geflecht von Nerven begleitet. Das Abreißen eines Gefäßes bedeutet auch ein Abreißen von Nervenfasern. So schonend eine Miniphlebektomie im Vergleich zu früheren Eingriffen ist – sie ist doch einschneidend genug, um bei etwa zehn Prozent der Patienten Taubheitsgefühle oder Missempfindungen nach der Operation im Wundbereich hervorzurufen.

Vieles davon kann, muss aber nicht wieder verheilen. Darüber hinausgehend sind Narben zumindest aus der Sicht von Naturheilkundlern dazu angetan, »Störfelder« zu werden. Akupunkteure wissen, dass die Energielinien, in denen die Lebenskraft, das Qi, fließt, oberflächlich von oben nach unten auf und knapp unter der Haut verlaufen. Jede Wunde schafft eine Narbe, in der das Qi blockiert werden kann. Durch verschiedene Maßnahmen kann man versuchen, das Qi wieder zu aktivieren. Neuraltherapeuten spritzen ein Neuralanästhetikum wie Procain hinein, Aromatherapeuten empfehlen heilende Öle zum Einmassieren und vieles andere mehr. Wirklich gutmachen kann den Schaden aber nichts, und wenn man bedenkt, dass viele Menschen mit Krampfadern schon mehrmals operiert wurden und dabei erhebliche Narbenbildungen entstanden, wird man sich nicht wundern, dass sie vermehrt Schmerzen, Stauungsprobleme und neue Krampfadern aufgrund dieser Narben haben.

Durch die relative Dicke der Babcock-Sonde kann sie bei starken Krümmungen der Krampfader nicht verwendet werden, da sie nicht um einen Winkel geschoben werden kann, der 120 Grad übersteigt. Hier muss das Herausziehen der großen Rosenvene in mehreren Schritten erfolgen. Dafür müssen auch neue Schnitte angelegt werden, weshalb es bei vielen Krümmungen der *Saphena magna* zu weiteren Wunden kommen muss.

Insgesamt ist diese Therapie also eine relativ große Belastung für den Patienten, liefert aber, wenn sie gut gemacht ist und einige Monate vergangen sind, ein gutes Behandlungsergebnis. Wenn Sie in Ihr nächstes Krankenhaus gehen, um sich die Krampfadern operieren zu lassen, ist es sehr wahrscheinlich, dass dieses Venenstripping bei Ihnen gemacht werden wird. Und es ist auch recht wahrscheinlich, dass es trotz Entfernung der großen Rosenvene in einigen Jahren wieder gemacht werden muss. Statistisch gesehen haben 20 Prozent der Patienten, die operiert werden, bereits ein Venenstripping hinter sich. Viele Operierte verweigern sich jedoch einem weiteren Eingriff. Hochgerechnet auf 34 Jahre beträgt die Rückfallquote nach dem Venenstripping 60 Prozent. Das ist schon eine beschämend hohe Zahl für einen so großen Eingriff. Trotzdem kann man durch keine andere Operationsmethode das Wiederauftreten von Krampfadern so effektiv verhindern, weshalb das Venenstripping über hundert Jahre nach seiner Einführung immer noch als Goldstandard gilt.

Verbesserte Operationstechniken

Einiges hat sich in den letzten Jahren an den Operationsmethoden verbessert, so sind für die Babcock-OP neue Strippersonden entwickelt worden, mit denen die gerissene Wunde kleiner geworden ist. Dadurch erholen sich Menschen nach Venenstripping deutlich früher als noch vor einigen Jahren. Dann gibt es Chirurgen, die kein Venenstripping mehr durchführen, sondern der großen Rosenvene über einen Einschnitt im Bereich der Leiste und durch das Vorschieben eines Katheters meist etwa bis auf Höhe des Knies mit Trockeneis zu Leibe rücken. Diese Methode ist schonender als das klassische Venenstripping, hat sich aber dadurch, dass auch sie mit einer Allgemeinnarkose einhergeht, nicht durchsetzen können.

In Deutschland wird das Venenstripping von den Krankenkassen nicht für beide Beine gleichzeitig bezahlt. Das zweite Bein muss in einer weiteren Sitzung gemacht werden. Auf den ersten Blick erscheint das ungünstig, da eine erneute Narkose notwendig wird. Andererseits haben Statistiken gezeigt, dass das Thrombose- und Lungenembolierisiko ansteigt, wenn beide Beine zugleich operiert werden.

Die endoskopisch subfasziale Perforansvenendissektion nach Hauer (ESPD)

Dieses Verfahren wurde erstmals 1985 vom deutschen Chirurgen G. Hauer beschrieben. Dabei handelt es sich um ein minimal invasives Verfahren, bei dem man mit einem Endoskop (einer Sonde, die man in das Gewebe einführt) in das Wundgebiet schauen kann und zielgerichtet an den Problemzonen des Blutflusses, den Mündungen zwischen oberflächlichen und tiefen Venen am Bein, Strukturen darstellen und mit kleinen Zangen und Messern arbeiten kann. Diese Methode wird gerne in Fällen angewandt, in denen ein offenes Unterschenkelgeschwür *(Ulcus cruris)* besteht. Direkt von diesem aus sollte man wegen der Infektionsgefahr jedoch nicht operieren, sondern sich durch einen kleinen Schnitt subkutan an das Operationsgebiet herantasten. Für dieses Einsatzgebiet ist die ESPD eine echte Bereicherung. Für alle anderen Fälle aber – und dazu gehört der Großteil der Krampfaderoperationen – ist sie nicht notwendig, und dadurch, dass man unter der Haut relativ viel Gewebe schädigt, auch mit zahlreichen Nebenwirkungen, darunter vor allem nachfolgenden Gefühlsstörungen am Bein, verbunden.

Sie wird heute auch deshalb nur mehr sehr selten gemacht, da sie mit einem hohen technischen Aufwand einher geht.

Die CHIVA-Methode

Das Kürzel steht hier für den schönen französischen Begriff »Cure Conservatrice et Hémodynamique de l'Insuffisance Veineuse en Ambulatoire«, übersetzt in etwa: »Schonendes, blutflussveränderndes Verfahren bei fehlendem Venenklappenverschluss, das ambulant durchgeführt werden kann«.

Die CHIVA-Methode wurde 1988 von dem französischen Gefäßchirurgen Claude Franceschi entwickelt und beruht auf der Annahme, dass man eigentlich nur den Rückfluss von Blut aus dem Körper in die große Rosenvene unterbinden müsse, um Krampfadern im Bein zur eigenständigen Rückbildung zu veranlassen. Dieser Gedanke wurde aus dem Wunsch geboren, die *Saphena magna* erhaltend zu operieren, beispielsweise, weil diese Vene bei der Herzchirurgie gebraucht werden könnte.

Es handelt sich hier um eine schonende Technik, bei der man versucht, einzelne Perforansvenen, aus denen das Blut in die große Rosenvene einströmt, zu unterbinden. Das gelingt allerdings nicht immer direkt von dem Einschnitt an der Leiste aus. Werden aber mehrere Schnitte am Oberschenkel nötig, kann man letztendlich auch nicht mehr von einer schonenden Operation sprechen, denn die innere Wundbildung ist auch hier beträchtlich. In manchen Fällen ist die CHIVA-Methode angebracht, vor allem bei leistennahen, nicht schließenden Perforansvenen, die man einfach abbinden kann. In den meisten Fällen aber ist das nicht der Fall, weshalb man heute nur mehr sehr wenig nach diesem Prinzip operiert.

Die CHIVA-Methode ist nur von Therapeuten erfolgreich anzuwenden, die auch sehr gut mit dem Ultraschallgerät umgehen können, um die Flussverhältnisse in den Venen richtig einzuschätzen. Ein Nachteil der Methode ist auch, dass die Krampfadern häufig nicht ganz verschwinden oder schnell wiederkommen und nachoperiert werden müssen.

Die Krankenkassen erstatten die Kosten dieser Behandlung nicht.

Die Miniphlebektomie nach Varady

Mit dieser Methode, die nach einem an der Universität in Frankfurt am Main praktizierenden Chirurgen benannt ist, kann man Seitenast-Krampfadern entfernen, indem man in ihnen den Blutfluss operativ unterbindet. Man sticht winzige Öffnungen in die Haut und zieht die Vene mit einer Art Häkelnadel heraus. Mit Klebeband fixiert, verschließen sie sich und lösen sich im Laufe der Zeit auf.

Eine Variante dieser Therapie besteht darin, die Venen einfach mit einem Nadelhalter so weit wie möglich aus der Öffnung zu ziehen und dann abzureißen.

Light-assisted Stab Phlebectomy (LASP)

Der Wiener Chirurg Alexander Flor hat zur Varady-Operation noch eine Variante entwickelt, bei der ein Lichtstab durch einen kleinen Schnitt in der Haut eingeführt und Kochsalzlösung unter die Haut gespritzt wird. So lässt sich einerseits optisch das Krampfaderngeflecht sehr gut darstellen, andererseits werden Verletzungen des umliegenden Gewebes vermeiden und alle Krampfadern effektiv entfernt. Diese Methode wird in Amerika unter dem Begriff »Light-assisted Stab Phlebectomy« angewandt und wissenschaftlich überprüft. Sollten Sie sich einer Miniphlebektomie unterziehen wollen, fragen Sie den behandelnden Chirurgen, ob er diese Technik anwendet. Sie können so Ihre Nebenwirkungsrate senken.

Klappenoperationen

Manche Operateure versuchen die bei Krampfadern inaktiven Klappen wieder funktionstüchtig zu machen. Man kann das im Prinzip nur von außen tun, indem man auf Höhe der Klappenebene ein kleines Band um die betroffene Vene schlingt. Dadurch verengt man die Vene und das Blut kann nicht mehr so leicht von oben nach unten zurückfließen. Allerdings kann das von unten nach oben strömende Blut auch weniger gut durchkommen, wodurch der Rückstau ins Bein zunehmen kann. Es gilt hier das bei der CHIVA-Methode Gesagte: Die Idee klingt gut, die Erfolge lassen jedoch zu wünschen übrig.

Die autovenöse Obduration nach Fedanov

Vor einigen Jahren erschien eine große russische Studie an knapp 800 Patienten, in der eine neue Variante des Venenstrippings beschrieben wird. Nach Entfernung der großen Rosenvene nutzt man das dabei gewonnene Venengewebe dazu, die restlichen Krampfadern am Unterschenkel zu verschließen. Man schneidet dabei kleine Stücke der *Saphena magna* ab und schiebt sie durch Einstiche in die kleinen Krampfadern, sperrt damit den Blutfluss ab und erreicht, dass diese sich im Laufe der nächsten Monate von selbst auflösen. Die Methode hat den Vorteil, gegenüber der Miniphlebektomie weniger Nebenwirkungen aufzuweisen.

Zusammenfassende Beurteilung der Operationsmethoden

Was bedeuten diese Ausführungen für Sie? Wenn Sie zu einem Operateur gehen, hilft es, sich danach zu erkundigen, welche Art der Krampfaderoperation er plant. Wenn er das Venenstripping mit der Babcock-Sonde durchführt, achtet er zugleich auch darauf, die Zuflüsse im Bereich des Venensterns *(Crosse)* sorgfältig einzeln abzubinden? Wenn ja, macht er seinen Job richtig. Wie geht er mit den anderen Venen vor? Reißt er diese mit der Zange heraus, was erhebliche Blutungen und Thrombosegefahr mit sich bringt, oder versucht er, die Nebenwirkungen zu minimieren, indem er beispielsweise die Miniphlebektomie in der Variante nach Flor anwendet?

Wenn Sie einen Chirurgen nach seiner Arbeitstechnik befragen, können Sie mitunter schon auf jemanden stoßen, der jedes Gespräch über dieses Thema als Kritik auffasst, barsch reagiert, entweder dominant auftritt oder sich in die Defensive gedrängt fühlt. Das erlaubt Ihnen, zumindest ansatzweise, seine Qualifikation als Chirurg einzuschätzen. Denn über Erfahrung und Geschick hinaus gehören Nerven wie Drahtseile zum Rüstzeug eines tüchtigen Chirurgen, und eine niedrige Stressbelastbarkeit lässt befürchten, dass er auch im Operationssaal nicht adäquat auf Zwischenfälle reagieren kann. Ein Gespräch zeigt also weit deutlicher als irgendwelche Statistiken, mit wem Sie es zu tun haben und ob diese Person Ihnen das Gefühl gibt, sich vertrauensvoll in ihre Hände begeben zu können.

Zur Zeit Jesu – also vor über 2000 Jahren – lebte in der Provence der römische Arzt Aulus Cornelius Celsus. In seiner Schrift »De medicina« vermerkt er über die Krampfadern, man könne sie brennen oder herausreißen. Beim Brennen würde die Haut aufgeschnitten, mit einem stumpfen Haken zurückgehalten und dann das Glüheisen in »mäßiger Weise« eingesetzt. Mittlerweile sind zwei Jahrtausende vergangen, und der technologische Fortschritt ist durchaus eindrucksvoll. Interessant ist aber auch, dass sich unsere Herangehensweise in Bezug auf die Krampfaderentfernung seither nicht wirklich geändert hat. Sie werden entweder herausgerissen oder durch Hitze verschweißt.

Überhaupt gehört die Krampfadertherapie zu den Gebieten der Medizin, auf denen sich so schnell nichts tut. Das Herausreißen von Krampfadern ist seit hundert Jahren in Europa der medizinische Standard, der ohne Probleme von den Krankenkassen bezahlt wird. Hoffentlich wird man in hundert Jahren nicht mehr nach Babcock operieren. Heute aber ist es so, dass Sie mit hoher Wahrscheinlichkeit, wenn Sie sichtlich Krampfadern aufweisen und vielleicht auch Beschwerden haben, automatisch einem Chirurgen zugewiesen werden, der sich mehr oder minder streng an die Babcock-Operation hält.

Der Arbeitsaufwand – neben dem OP-Team selbst müssen auch ein Anästhesist für die Allgemeinnarkose, Pflegepersonal und in vielen Fällen auch ein Krankenbett für mehrere Tage bereitgehalten werden – bedingt, dass man selbst bei niedriger Kalkulation mehrere tausend Euro pro Operation aufwenden muss.

Die Krankenkassen haben sich damit abgefunden und erstatten die gesamten Kosten, denn zumindest in fortgeschrittenen Fällen sagt ihnen die Forschung, dass es immer noch preisgünstiger sei, einen Krampfaderpatienten einmalig »generalzusanieren« anstatt durch andere, verödende Maßnahmen über Jahre hinaus mehrmals zu behandeln.

Für diese Meinung ist eine um die Jahrtausendwende in England durchgeführte große Studie mit 1000 Patienten verantwortlich, der *REACTIV trial.* Das Venenstripping sei laut dieser Studie nicht nur besser als Krampfadern gar nicht zu behandeln – denn Unbehandelten drohen Thrombosen, Embolien und viele andere Kosten verursachende Krankheiten mehr. Zugleich soll es günstiger sein, zu operieren als zu veröden, denn das Veröden müsse mehrmals gemacht werden und könne das Wiederauftreten von Krampfadern nicht verhindern. Wenn man alles zusammenrechne, müsse man einfach für die Operation sein, so die englische Studie.

An dieser Argumentation ist einiges nicht schlüssig. Das Schlimmste ist, dass sie zwar die Gesundheitspolitik im Allgemeinen bestimmt, sich aber eigentlich nur für einen ganz kleinen Teil von Patienten als aussagekräftig erwiesen hat. Sicherlich ist es richtig, dass ein Patient mit weit fortgeschrittenen, gesundheitsbedrohlichen Krampfadern durch eine Operation besser behandelt werden kann. Die meisten Menschen aber haben mildere Verlaufsformen, beginnende Krampfadern, zu denen diese Studie ganz klar sagt, dass sich die Überlegenheit der Operation bei diesen Fällen gar nicht gezeigt hat.

Trotzdem ist es Realität, dass die Krankenkassen in Deutschland nur die Operation bezahlen, und damit einen Großteil der Patienten solange unbehandelt lassen, bis ihre Krampfadern das Stadium erreicht haben, dass sie operiert werden müssen oder schon schwere Folgeerkrankungen nach sich gezogen haben. Von Prävention und volkswirtschaftlichem Denken findet sich hier keine Spur.

Wer sparsam ist oder es sich nicht leisten kann, muss sich also unter das Messer legen, und das auch in Fällen, für die sich die Operation eigentlich gar nicht eignet. Oder er entschließt sich, in eine sanfte, aber effektive Sanierung seiner Krampfadern eine erkleckliche Summe Geld zu investieren. Es sind das vor allem Menschen, die unnötige und hässliche Narben vermeiden wollen, weshalb manche ihnen vorwerfen, aus ästhetischen Gründen Lifestyle-Medizin in Anspruch zu nehmen. Tatsächlich aber handeln diese Menschen verantwortlich im Sinne der Krankheitsprävention und entlasten durch ihr privates Engagement die Volkswirtschaft.

Moderne Operationstechniken

Wer es sich leisten kann, verlässt also die Kassenmedizin und wendet sich der zweiten großen Richtung der schulmedizinischen Krampfaderntherapie zu: der Verklebung, entweder mittels Laser oder Radiowellentherapie. Beides ist auf den ersten Blick schonend, denn bis auf einen kleinen Einstich in der Mitte des Unterschenkels gibt es keine Narben. Sie ist effektiv, denn man kann mithilfe des Lasers die Verbindung zwischen oberflächlichem und tiefem Venensystem unterbinden und die große Rosenvene von innen verquellen. Das gilt auch für größere Seitenäste. Was kleiner ist, kann dann noch durch Einspritzungen verödet werden.

Die Lasertherapie

Die endovenöse Lasertherapie, die bei Krampfadern eingesetzt wird, ist eine Kathetertechnik. Der Laser sitzt in einer Sonde, die in die Krampfader eingeführt wird. Er entwickelt einen kreisrunden Laserstrahl, der auf das gesamte Umfeld der Sondenspitze wirkt. Liegt diese in der Mitte, wird dadurch eine gleichmäßige Intensität erreicht. Gerät man auf einer Seite an den Rand, wird dort stärker verbrannt, während die andere Seite nicht ausreichend behandelt wird. Ein Vorteil ist allerdings, dass die Vene mit Flüssigkeit gefüllt ist, wodurch das Laserlicht streut und seine Intensität flächig verteilt.

An der Spitze des Katheters wird eine Temperatur von 700 °C, mitunter auch mehr als 1000 °C erzeugt, wodurch die Innenschicht der Vene augenblicklich zerquillt und verklebt. Die dabei ausgelöste Reaktion führt zu einer Gerinnselbildung und zum Verschluss der Krampfader. Das Ziel ist also dasselbe wie bei der Kochsalztherapie: Die *Saphena magna* soll zum Bindegewebsstrang werden, der dann im Laufe der nächsten Wochen und Monate aufgelöst wird.

Es gibt mittlerweile zahlreiche Firmen, die Laser herstellen, die bei der Krampfaderverödung eingesetzt werden. Viele Ärzte haben mehrere Laser in der Praxis, da manche Dioden mit einem Licht im Bereich von 810, andere von 980 und wieder andere von 1032 nm ausstrahlen. Wissenschaftlich nachgewiesen ist, dass diese Unterschiede für den Behandlungserfolg bedeutungslos sind.

Eine unerwartete Nebenwirkung der Lasertherapie hatte zur Folge, dass viele Ärzte, die sie angewandt haben, von der Methode wieder abgekommen sind. Die Quellung und Verklebung des Gewebes führt nämlich in Einzelfällen zu einer so massiven Gerinnselbildung, dass davon nicht nur die *Saphena magna* oder oberflächliche Venen, sondern auch die tiefen Beinvenen ergriffen werden.

Statistisch gesehen ist das nahezu bei jedem 20. Patienten der Fall. Mitunter löst sich der diese Gefäße verschließende Thrombus rasch wieder auf. Im schlimmsten Fall aber behindert er den Abfluss des Blutes aus den Beinen generell, führt zu einer Kaskade weiterer Gerinnselbildungen und gefährdet das Bein. Oder es kommt zu den gefürchteten Embolien, die ja aus oberflächlichen Venen nur äußerst selten verschleppt werden.

Die gewünschte innerliche Quellung und Verklebung der Krampfader mit dem Laser ist mitunter so stark, dass nach der Behandlung aufgrund der Zerstörung des umgebenden Gewebes Schmerzen, Blutergüsse und in acht Prozent der Fälle auch Gefühlsstörungen auftreten. Sehr selten kommt es sogar zu Hautverbrennungen mit Geschwürbildung.

Laser werden vor allem zum Veröden von großen Gefäßen benutzt, können aber auch bei Besenreisern eingesetzt werden. Allerdings schmerzt der Laserstrahl stärker als der Einstich einer Nadel, weshalb die meisten Menschen mit Besenreisern die Verödungstherapie mit Aethoxysklerol® dem Lasern vorziehen.

Chirurgen ist die Lasertherapie ein Dorn im Auge, weil man mit der Sondenspitze nicht so nahe an den Venenstern herangehen kann, um eine effektive Verklebung und einen Verschluss der kleinen Venen zu bewirken, die für die Ausbildung neuerlicher Krampfadern verantwortlich gemacht werden. Die Gefahr der Hitzeeinwirkung auf die tiefen Beinvenen und einer Gerinnselbildung ist einfach zu groß. Immerhin wäre die Durchblutung des gesamten Beins gefährdet, ein medizinischer Notfall, der um jeden Preis verhindert werden muss.

Ein weiteres Problem der Lasertherapie sind ihre Kosten. Die Anschaffung eines Lasergerätes schlägt mit 30.000 Euro zu Buche und wird deshalb nicht von jedem Arzt geleistet werden können. Auch die Kathetersonden kosten wenigstens 50 Euro pro Stück und treiben damit den Preis für diese Behandlung in die Höhe. Das Lasern ist keine Kassenleistung und muss von den nicht Privatversicherten selbst bezahlt werden.

Bei der Lasertherapie erspart man sich die Allgemeinnarkose und den Krankenhausaufenthalt, man vermeidet auch Schmerzen und viele Komplikationen, die eine Operation nach sich ziehen kann. Und genau betrachtet, könnte man der Krankenkasse sogar dann, wenn sie die Kosten erstatten würde, eine Menge Geld sparen, denn Lasertherapien kosten bis zu 2.000 Euro, wohingegen für eine klassische Operation nach Babcock eher 3.000 Euro bezahlt werden müssen. (Ähnlich argumentieren die Vertreter der Radiowellentherapie, obwohl hier die finanzielle Ersparnis oft noch geringer ist. Schließlich kostet allein das Kathetermaterial pro Eingriff etwa 500 Euro.)

Die Radiowellentherapie

Sie ist auch unter dem Begriff »Radiofrequenzobliteration (RFO)« bekannt und in der praktischen Anwendung dem Laser sehr ähnlich. Es wird ein Katheter in die Vene eingeführt, an dessen Spitze durch bipolare Radiofrequenzenergie eine Wärmeentwicklung stattfindet, die allerdings viel geringer als beim Lasern ist, nämlich zwischen 90 °C und 120 °C. Nach Angaben des Herstellers kommt es durch die Reizung der Innenschicht augenblicklich zu einem Verschluss des Gefäßes. Dadurch ist keine starke Thrombosebildung möglich, was sich vorteilhaft auswirken kann, da in der Folge nicht leicht ein Thrombus in das tiefe Venensystem eindringen kann. Das Verkleben der Veneninnenschicht ist also schonender und zielgerichteter als beim Lasern, da die Sonde direkt anliegt und nicht erst durch Übermittlung von Lichtenergie wirkt.

Prinzipiell aber kommt es hier ebenso wie beim Lasern oder bei der Kochsalzeinspritzung zu einer Entzündungsreaktion der Gefäßinnenschicht mit Gerinnselbildung, Verstopfung der Krampfader und Selbstauflösung innerhalb von Wochen und Monaten. Ein Vorteil ist, dass man die Größe des eingeführten Katheters der Krampfadergröße anpassen kann.

Der Patient spürt die Abgabe der Radiowellen als Hitze. Um Schmerzen zu vermeiden, führt man die Tumeszenzlokalanästhesie durch, bei der die Schmerzfasern durch örtliche Betäubung im Umfeld der Vene vorübergehend stillgelegt werden. Je nach Zentrum können verschiedene andere Substanzen beigefügt werden. Neben Lokalanästhetika wie Lidocain werden beispielsweise das die Gefäße zusammenziehende Adrenalin, der gewebsentsäuernde Puffer Natriumbicarbonat und ein Cortisonpräparat, meist Triamcinolon, dazugemischt.

Nach dem Eingriff tritt oft eine starke Schwellung auf und unter der Haut auf, die bis zur Bildung großer Flüssigkeitsmengen unter der Haut führen kann. Diese werden abpunktiert. Weitere Komplikationen wie Infektionen bis hin zur Abszessbildung oder Gewebszerstörung und Blutvergiftung können auftreten. Es wird in den Aufklärungsbroschüren auch von allergischen

Reaktionen und Blutungen gesprochen. Insgesamt ist die Verquellung und Verklebung von Gewebe nicht so harmlos, wie man das in Hochglanzbroschüren gerne darstellt. Man darf zwar in der Regel nach dem Eingriff nach Hause, sollte aber nicht selbstständig und vor allem nicht länger Auto fahren. Pigmentstörungen und Narbenbildung nach dem Eingriff treten häufiger auf, manches davon bildet sich im Lauf von Jahren wieder zurück.

Durch die geringere Hitzeentwicklung und den Wirkmechanismus ist die Komplikationsrate insgesamt geringer als beim Lasern. Die gefürchtete tiefe Beinvenenthrombose tritt nur bei jedem zweihundertsten Patienten auf. Das Problem sind die Nervenschäden, an denen jeder zehnte leidet. Selten bleiben diese so stark wie in den Tagen nach dem Eingriff, doch nur in der Hälfte der Fälle bilden sie sich innerhalb von zwei Jahren ganz zurück. Das heißt also, dass jeder 20. Patient nach einer RFO aufgrund der Tiefenwirkung der Radiowellen auf das umliegende Gewebe Nervenschäden erleidet, für eine Standardmethode eine ungewöhnlich hohe Zahl.

Eine weitere Einschränkung ist die Tatsache, dass diese Methode bei stark geschlängelten Krampfadern nicht eingesetzt werden kann, da der Katheter zu steif ist. Ein weiteres Problem sind die Krampfaderausstülpungen oder »Blow-outs«. Sie sind sehr dünnwandig und können durch die Radiowellentherapie platzen. Diese Nebenwirkungen sind zwar selten, dennoch haben manche Ärzte diese Therapie bereits wieder aufgegeben und sich der Lasertherapie zugewandt.

Die Langzeitergebnisse dieser Methode sind vergleichbar mit dem Venenstripping. Der Vorteil gegenüber der Operation ist, dass man auch hier keine Allgemeinnarkose braucht und den Eingriff mit einer Tumeszenzlokalanästhesie durchführen kann. Der Patient ist im Allgemeinen nach einer Woche wieder arbeitsfähig.

Die Materialkosten der RFO sind höher als bei der Lasertherapie. So muss die Sonde für etwa 500 Euro nach jedem Eingriff entsorgt werden. Ein Privatpatient bekommt die Kosten für den Eingriff in der Regel erstattet, während der Kassenpatient in manchen Kliniken mehrere tausend Euro aus eigener Tasche bezahlen muss.

Weitgehend verschwiegen wird die Tatsache, dass der neueste technische Standard weniger gebarcht hat als der schon etwas veraltete der Babcock-

Operation. Der Fortschritt hat eine Krampfadertherapie erzeugt, die weniger effektiv ist als die Jahrhunderte alte Methode, sich unter das Messer zu legen. So verführerisch das »Verschweißen« der Venenwände durch Sonden auch sein mag – es kann das Problem nicht lösen, dass oben in der Leiste kleine Gefäße davon nicht erfasst werden. Diese aber können sich verdicken und innerhalb weniger Monate einen Ersatz für die verschweißte und entfernte *Saphena magna* bilden, wodurch die ganze Krampfadernmisere unter Ausbildung einer Ersatzrosenvene wieder von vorn beginnt.

Auf diese Tatsache weist auch das letzte große Konsenspapier des Jahres 2004 aller deutschen Fachgesellschaften, die sich mit der Krampfadertherapie beschäftigten, hin. Die Leitlinie zur Diagnostik und Therapie des Krampfaderleidens der vier großen Fachgesellschaften unterstützt die Babcock-OP. Andererseits kann man von Seiten der Lasertherapeuten argumentieren, dass viele Menschen diese kleinen Gefäße überhaupt nicht haben und deshalb auch mit dem Verschweißen allein effektiv behandelt werden können. Das mag stimmen, greift aber zu kurz. Statistisch gesehen ist das Lasern nicht geeignet, das Wiederauftreten von Krampfadern zu verzögern. Und auch das Lasern ebenso wie die Radiowellentherapie haben Nebenwirkungen, die der Babcock-Operation in nichts nachstehen. Letztendlich bleibt die Krampfadertherapie also ein Lotteriespiel. Sie wissen nie, ob Sie nach einem Eingriff Ruhe haben werden. Andererseits sind alle praktizierten Methoden wirksam und können Ihnen helfen.

Die Schaumsklerosierung (SS)

Ein Großteil der Ärzte, die Krampfadern durch Einspritzen behandeln, verwendet dabei ein Mittel der Chemischen Farik Kreussler & Co. in Wiesbaden, die Marktführer auf dem Sektor der chemischen Reinigung in Europa ist. Das Mittel heißt Aethoxysklerol® (chemisch: Polidocanol, ein Macrogollauryläther) und wurde 1963 auf der Suche nach neuen Waschmitteln zufällig gefunden. Mittlerweile wird es in über 50 Länder weltweit erfolgreich vertrieben. Es wird als Lösung oder als Schaum (bei größeren Krampfadern) in die Vene gespritzt. Seine Wirkung besteht darin, im Inneren von Venen eine Fremdkörperreaktion hervorzurufen. Die Gefäßinnenschicht, das Endothel, quillt binnen weniger Stunden auf, ein Thrombus entsteht und verschließt das Gefäß, das dadurch blutleer wird. Seine Innenwände verkleben, das Gefäß wird zum derben Strang, der innerhalb einiger Monate vom Körper resorbiert wird. In seltenen Fällen weigert sich der Körper jedoch, die Chemikalie zu resorbieren – der Strang wird abgekapselt und muss dann chirurgisch entfernt werden.

Aethoxysklerol® ist so erfolgreich, weil so viele andere Verödungsmittel weit weniger effektiv waren. Der Weg zu einem brauchbaren Verödungsmittel von Venen war nämlich lang. 1844 spritzte der Franzose Leroy d'Etoiles Alkohol ein und hatte damit keinen Erfolg. 1853 wurde Eisenchlorid verwendet, rief jedoch zahlreiche Komplikationen hervor. 66 Prozent Invertzucker, 40 Prozent Glukose, zehn bis 20 Prozent Kochsalzlösungen, Sublimat und die Substanz Varigloban wurden mit wechselnden Erfolgen zwischenzeitlich probiert.

Aethoxysklerol® kann laut Firmenangaben kleine Hautblutungen, Verfärbungen oder Geschwüre auslösen und allergische Herz-Kreislauf-Reaktionen bis zum Schock zur Folge haben. Diese Nebenwirkungen sind aber nur ein Teil der in wissenschaftlichen Studien festgestellten Probleme. Generell gibt es hier zwei große Gebiete, auf die man achten muss. Manche Menschen sind zu krank, um dieses Verödungsmittel zu vertragen. Verboten ist es etwa bei Menschen, die ein hohes Thromboserisiko haben, unter Allergien und Asthma leiden und auch bei Patienten mit entzündlichen Darmerkrankungen, weil man bei ihnen erhebliche Komplikationen oder Verschlechterungen des Krankheitsbildes beobachtet hat.

Insgesamt ist es Sache des Arztes, wie viel Aethoxysklerol® er seinem Patienten zumutet. Er muss laut Beipackzettel auch darauf achten, dass eine Gesamtdosis von vier mg/kg/Tag nicht überschritten wird. In den Studien wird positiv vermerkt, dass man durch das Aufschäumen dieses Verödungsmittels eine größere Venenoberfläche erreicht als bei anderen Methoden wie dem Lasern oder der RFO. Man kann damit auch sehr große Venen therapieren. Dass es sich hier um ein chemisches Mittel handelt, das der Körper nicht kennt, merkt man an der hohen Nebenwirkungsrate von sechs Prozent. Diese gehen darauf zurück, dass Aethoxysklerol® in das Gefäßsystem eingeschwemmt wird und im Fall, dass in der Herzscheidewand zwischen den Vorhöfen ein kleines Loch vorliegt, direkt als Embolie in das Gehirn gelangen kann. Statistisch gesehen haben etwa ein Zehntel der Deutschen diesen Vorhofseptumdefekt. Die Folge sind trockener Reizhusten, Migräne, Sehstörungen, Panikattacken, Empfindungsstörungen der Nerven oder

Muskelkrämpfe. Diese Symptome zeigen sich meist nur einige Minuten. Dauerhafter sind tiefe Beinvenenthrombosen und Geschwüre der Haut, die bei jedem 50. Patienten auftreten. Ein fataler Fehler ist die Injektion von Aethoxysklerol® in eine Arterie, also Schlagader. Die Folgen sind katastrophal. Das Schaummittel verklebt die Schlagadern so stark, dass es zu einer Durchblutungsstörung kommt. Diese kann, wenn eine kleine Arterie betroffen ist, Geschwüre auslösen. Das Gewebe zerfällt. Je wichtiger die Arterie bei der Durchblutung des Beins ist, desto größer der Schaden. In manchen Fällen muss eine Amputation des Beins erfolgen.

Bei richtiger Anwendung wird Aethoxysklerol® aber von den allermeisten anstandslos vertragen. Gerade bei Besenreiservarizen ist es weltweit zum Mittel der Wahl geworden. Die Menge an Aethoxysklerol®, das dabei gebraucht wird, ist sehr gering, und entsprechend gibt es nur äußerst selten Nebenwirkungen. Besenreiservarizen können ansonsten eigentlich nur mit Laser behandelt werden, was weit schmerzhafter ist und weniger gute Ergebnisse bringt. Krampfadern mittlerer Größe werden häufig auch mit Aethoxysklerol® behandelt. Allerdings ist hier die Nebenwirkungsrate schon größer, da ein relativ großer Anteil in den Kreislauf eingeschwemmt wird. Sehr große Krampfadern kann man damit aber nicht verkleben, denn es wirkt nur dort, wo es hingespritzt wird, und die Menge, die bei dem Durchmesser nötig wäre, würde die zulässige Tagesmenge überschreiten.

In letzter Zeit sind einige Therapeuten dazu übergegangen, Aethoxysklerol® mit Luft oder Edelgasen vermischt zu spritzen. Man kann die Wirkung unter Ultraschallkontrolle beobachten und danach auch die Menge, die eingespritzt werden soll, dosieren. Das Aethoxysklerol®-Gasgemisch ist gut sichtbar und irritiert die Gefäßinnenschicht sehr stark. Die behandelten Gefäße werden minutenlang verstopft, bevor sich der Schaum auflöst und wieder abtransportiert werden kann. Mit dieser so genannten Cabrerra-Methode erwartet man sich größere Wirkung bei geringeren Nebenwirkungen.

Eine sehr clevere Variante der Verödungsbehandlung wurde vor einigen Jahren von der Medizinischen Hochschule Hannover und dem Gefäßzentrum Hirslanden in der Schweiz vorgestellt. Man führt einen eigens konstruierten Katheter über die Krampfader ein, dessen Spitze man aufblasen kann. Dadurch kommt es zu einem Verschluss der Krampfader. Nun spritzt man Aethoxysklerol® ein, das die Innenwand der Vene reizt, aber nicht in den

Blutkreislauf eingeschwemmt und dann wieder abgesaugt werden kann. Wenn man meint, dass das Mittel seine Wirkung getan hat, zieht man den Katheter heraus. Die Studie wurde mit 30 Personen durchgeführt. Nach sechs Monaten war die große Rosenvene bei 27 davon verschlossen, eine Erfolgsquote von 90 Prozent, die sich mit allen anderen Methoden wie Lasern oder Radiowellentherapie messen kann. Der Vorteil: Nebenwirkungen traten nicht auf, weil Aethoxysklerol® erst gar nicht oder nur zu einem geringen Teil über Verbindungsvenen (Perforansvenen) in den Körper gelangen konnte.

Bei der Verödungsbehandlung von Besenreisern ist insgesamt positiv zu vermerken, dass sie unter allen angebotenen High-Tech-Therapien die preisgünstigste ist. Durchschnittlich werden pro Sitzung etwa 100 Euro verlangt. Dabei kann man zahlreiche unansehnliche Besenreiser entfernen. In den ersten Tagen kommt es zu einer Entzündungsreaktion mit Rötung, Schmerzen und Jucken, doch diese flaut bald ab und das optische Ergebnis ist eindrucksvoll. In seltenen Fällen wird dies allerdings etwas beeinträchtigt durch braune Streifen oder Flecken, die in der Nähe der Einstichstelle auftreten können.

Der Langzeiterfolg dieser Behandlung ist leider nicht besonders hoch. Meist dauert es nicht viel mehr als ein Jahr, bis wieder erste Zeichen von Besenreisern entstehen. Auch der Versuch, größere Krampfadern zu veröden, ist häufig nicht erfolgreich. Das Hauptproblem dieser Methode ist, dass man den Zufluss von Blut in die große Rosenvene am Venenstern (Einmündung der *Vena saphena magna,* der größten oberflächlichen Vene der Beine, in die *Vena femoralis,* dem venösen Hauptabfluss aus den Beinen) nicht wegspritzen kann. So wird bei vielen Krampfadern durch den noch erhaltenen Druck des von oben einströmenden Blutes wieder eine Verschlechterung zu erwarten sein.

Thrombosen: gefährliche und ungefährliche Formen

Als Nächstes gilt es, eine häufige und wichtige Frage zu klären: »Wenn bei der Kochsalztherapie eine Thrombose erzeugt wird, ist das nicht gefährlich? Kann nicht möglicherweise eine Embolie dadurch ausgelöst werden?« Die klare Antwort: »nein«.

Holen wir etwas weiter aus. Es gibt prinzipiell einmal gute und einmal schlechte Thrombosen. Man kann Thrombosen aus therapeutischen Zwecken heraus auslösen oder sie können als Behandlungsfehler oder aus anderen Gründen heraus entstehen und dann auch schädlich sein.

Viele Menschen sind beunruhigt, wenn sie davon hören, dass durch Krampfadertherapien Thrombosen ausgelöst werden. Dazu einmal eine Information gleich vorweg: Alle Krampfadertherapien, die sich zum Ziel setzen, Krampfadern aktiv zu entfernen, lösen Thrombosen aus. Das muss so sein, denn ohne Thrombose kann eine Krampfader nur verschwinden, indem man sie herausreißt. Von der Operation einmal abgesehen setzen alle anderen Methoden – die Lasertherapie, die Radiowellentherapie, die Einspritzung von Schaumbildnern und auch die sanfte Krampfadertherapie mit Kochsalz – darauf, dass ein intensiver Reiz im Inneren der Krampfader hervorgerufen wird, der zu einer Selbstauflösung des geschädigten Gefäßes führt. Manchmal wird hier beschönigend von einem »Verschweißen« gesprochen. Eine Schrumpfung von Gewebe durch Radiowellen zum Beispiel mag bis zu einem gewissen Grad zwar bei dieser Methode passieren. Doch das ist keine gute Nachricht für Sie, denn von dieser Schrumpfung ist nicht nur die Krampfader selbst, sondern auch ihre Umgebung betroffen, und damit wertvolle Blutgefäße oder Nerven, die dadurch beschädigt werden. Deshalb gibt es diese »Verschweißung« nicht, sondern nur das, was auch mit der Kochsalztherapie bezweckt wird: die innerste Schicht der Krampfader durch einen Reiz zur Quellung zu bringen, wodurch ihre Oberfläche rau wird, so dass sich eine Thrombose auflagern kann.

Auch die neueren Operationsmethoden der Krampfaderchirurgie setzen zunehmend auf diesen gesunden Regulationsmechanismus des Körpers, der geschädigtes oder krankes Gewebe einfach durch Thrombosebildung selbst abbaut. Anstatt wie früher bei einer Operation Löcher in die Haut zu stechen und Krampfadern (und dabei leider auch gesunde Venen) einfach mit der Zange herauszuzupfen, umschlingt man beispielsweise eine Krampfader mit einem Faden, den man zuzieht und damit den Blutstrom drosselt. Das Resultat: Die Krampfader, die nicht mehr durchblutet wird, entwickelt eine Thrombose. Sobald eine Thrombose entsteht, wird die Krampfader als Fremdkörper empfunden und von den Fresszellen des Körpers angegriffen. Von nun an hat dieser nur mehr ein Ziel: Die Krampfader selbst zu entfernen. Ebenso ist es, wenn Sie einen Termin beim Phlebologen haben, der auf die Lasertherapie setzt.

Er macht Ihnen einen Schnitt unten am Bein, wo er den Laser einführen kann, schiebt diesen im Inneren der Vene bis zur Leiste vor, drückt auf einen Knopf und setzt durch Laserstrahlen im Inneren der Krampfader einen Reiz, der dort eine Thrombose auslöst. Es ist diese Thrombose, die dazu führt, dass die Krampfader sich verschließt und verschwindet.

Und nicht anders ist es, wenn Sie die amerikanische Technologie nutzen wollen und sich in die Hände eines Venenspezialisten begeben, der die Radiowellentherapie propagiert. Er macht einen Schnitt unten am Bein, führt den Radiowellenkatheter bis zur Leiste vor, drückt auf einen Knopf – und siehe da: Wieder schafft er eine Thrombose, die der erste Schritt zur Selbstzerstörung der Krampfader ist.

Und was ist nun das Ziel eines Arztes, der Ihre Krampfadern mit dem Schaumbildern Polidocanol, besser bekannt unter dem Namen Aethoxyskerol®, verschließen möchte? Richtig – Sie haben es erraten. Er spritzt dieses Mittel als scharfen Reiz in Ihre Krampfader, um eine Quellung und Verklebung der Gefäßinnenschicht auszulösen, bei der eine Thrombose entsteht. Und genau dieses Ziel setzt sich auch die sanfte Krampfaderentfernung mittels hochprozentigem Kochsalz, die in diesem Buch empfohlen wird. Das ist ein wichtiges Kriterium: Nur eine Therapie, die auch eine Thrombose hervorrufen kann, ist überhaupt dazu fähig, Krampfadern wirklich zu entfernen. Alles andere mag als Regulationsmechanismus Heilwirkung haben. Aber wirklich verschwinden kann eine Krampfader nur, wenn der Körper einen scharfen Reiz erlebt, der ihm sagt, dass dieses Gewebe nicht mehr lebensfähig ist und von ihm abgebaut werden muss.

Sie sehen also: Thrombosen wohin das Auge blickt, und alle gewollt! Und doch ruft das Wort »Thrombose« große Beunruhigung hervor, weil jeder schon einmal gehört hat, dass Thrombosen eine Embolie hervorrufen können. Was ist nun eigentlich eine Thrombose? Im Prinzip ist das ein ganz normaler und auch gesunder Vorgang, bei dem sich Blutplättchen zu einem Pfropfen zusammenschließen, der dann von Fibrinfädchen durchzogen wird.

Wenn Sie sich eine Schnittwunde zuziehen, sind Sie ja froh, wenn der Körper einen Mechanismus hat, mit dem er binnen Minuten in der Art eines Bibers blitzschnell einen Staudamm anlegt, der die Wunde verschließt. Ein Gewebeschaden, dann ein Zusammenballen von Blutplättchen und die Bildung von Eiweißfädchen, die man Fibrin nennt: Das ist eine Thrombose. Sie kann innerhalb kurzer Zeit im Gefäßsystem einen Schaden unter Kontrolle bekommen, der sonst im schlimmsten Fall zum Tod durch Verbluten führen könnte. Die Thrombose ist also eigentlich ein Heilmechanismus und nur positiv – mit zwei Ausnahmen.

In einem Fall liegt eine angeborene Gerinnungsstörung vor, und Thrombosen treten auf, weil ein Mechanismus nicht funktioniert. Hier ist beispielsweise die Faktor-V-Leiden-Mutation bekannt geworden, die mitunter Menschen in der Mitte ihres Lebens durch Thrombosen tötet, weil die Blutgerinnung verstärkt ist. Und manchmal treten im Leben Situationen auf, bei denen der Körper getäuscht wird. Er glaubt, dass manche Körperteile nicht mehr leben und setzt eine Thrombosebildung in Gang, um diese abzubauen. Das kann tragische Folgen haben.

Beispielsweise werden Beckenvenen von Schwangeren in den Tagen vor der Geburt so lange abgeklemmt, dass der Körper der Ansicht ist, dass er diese Venen auflösen muss. Dann kommt die Geburt mit ihrer plötzlichen Entlastung der Beckenvenen, die wieder aufgehen. Je nachdem wie alt die Thrombosen sind, die der Körper dort bereits gesetzt hat, können diese sich wieder ablösen. Denn das Innere dieser Venen ist völlig intakt, die Innenschicht glatt. Die Thrombose kann gar nicht haften, weil diese Venen gesund sind und deshalb auch gar keine Neigung dazu besteht, sich mit einer Thrombose verschließen zu wollen.

Ist eine Thrombose allerdings schon mehrere Tage alt, haftet sie meist trotzdem und kann in dieser Zeit auch ein gesundes Gefäß ausfüllen und zerstören. Ist sie noch jünger, möchte der Körper lieber die Vene ungeschoren lassen und die Thrombose entfernen. Deshalb löst er nun die Thrombose selbst – oder den Thrombus, wie man jetzt sagt, also den Pfropfen – auf. Das macht er von außen, wodurch auch die Haftung an der inneren Venenwand zuerst gelöst wird, und das mit fatalen Folgen: Denn jetzt beginnt der Thrombus zu schwimmen, wird mit dem Blutstrom Richtung Herz und von dort mittels einer kräftigen Pumpbewegung in die Lunge transportiert, wo sich die Gefäße immer mehr verengen, weshalb der Thrombus irgendwann einmal auf ein Gefäß trifft, das er verstopft. Man nennt ihn nun einen Embolus, und was er verursacht, ist eine Embolie. In der Mehrzahl der Fälle bekommt man davon gar nichts mit. Die Embolie ist ein Gefäßverschluss, was wieder eine

Alarmreaktion auslöst. Fresszellen haften sich sofort an den Embolus und beginnen an ihm zu nagen. Innerhalb einiger Tage oder Wochen verschwindet er, das Blutgefäß öffnet sich wieder und kann den betroffenen Teil der Lunge neu durchbluten.

Je nachdem wie schnell die Reparaturarbeiten laufen, kann auch das Lungengewebe sich wieder erholen. Je kleiner die Embolie, umso besser. Eine große Embolie aber, die beide großen Lungenarterien verschließt, führt zu einem Blutdruckabfall und mitunter zum Tod. Und weil das in früheren Zeiten sehr häufig passiert ist – und auch heute keine Seltenheit ist, schätzungsweise sterben jedes Jahr in Deutschland 100.000 Menschen an einer Lungenembolie – löst das Wort »Thrombose« auch bei Menschen, die mit Krankheiten wenig Kontakt hatten, einen großen Schrecken aus. Letztendlich ist das ein Missverständnis. Die Thrombose ist nicht das Übel, das zu einer Lungenembolie führen kann, sondern genauso normal und sinnvoll wie Verdauungssäfte, die unsere Nahrung auflösen. Thrombosen sind sinnvoll und gut – und man kann sie auch medizinisch zu Heilzwecken nutzen.

Bei unbehandelten Krampfadern können Thrombosen auch ganz von selbst entstehen. Das Hauptproblem dieser Krampfadern ist dann nicht, dass sie hässlich aussehen, sondern dass sie den Körper immer wieder dazu veranlassen, sie auflösen zu wollen. Dadurch kann sich die Thrombose ablösen und eine Embolie entstehen. Das passiert gar nicht selten im Fall einer Krampfader, die sich stark geweitet hat und deren Wand sehr dünn geworden ist. Hier fließt fast kein Blut mehr, und je stärker es stockt, desto leichter tritt ohnehin eine Thrombose auf. Und diese wird dann auch nicht mehr so leicht abgelöst, denn wo nichts fließt, kann auch nichts mehr verschleppt werden.

Leider gibt es recht viele Krampfadern, die noch große Ähnlichkeit mit gesunden Venen aufweisen. Aus ihnen entwickelt sich manchmal nach einer längeren Busfahrt eine Thrombose, bei der große Aufregung entsteht, weil man eine Embolie fürchtet. In meiner bald dreißigjährigen Praxis ist es nie vorgekommen, dass so eine Thrombose tatsächlich zu einer Verschleppung in die Lunge geführt hat, doch statistisch gesehen ist das mitunter schon der Fall. Trotzdem: Lungenembolien sind entweder Folgen einer angeborenen Störung oder Erkrankungen jüngerer Frauen, die gerade ein Kind geboren haben. Alle anderen Thrombosen, die man im Alltag erlebt, werden zwar mit großem medizinischem Aufwand – Stichwort Kompressionsstrümpfe und Heparinspritzen beziehungsweise Marcumar-Therapie – behandelt, sind aber weit weniger gefährlich, als man glaubt.

Trotzdem: Krampfadern können weiche Thrombosen zur Folge haben, die auch verschleppt werden. Sie behindern den Blutfluss in den Unterschenkeln, was Sie als Erstes daran bemerken, dass diese gerne anschwellen. Zuerst sind es nur Ringe, die am Abend nach dem Tragen von engen Socken auftreten. Bald werden es Verdickungen der Unterschenkel, die nach längerem Sitzen groteske Ausmaße annehmen können. Letztendlich – was man heute nicht mehr so häufig sieht, da die Krampfadertherapie hier glücklicherweise flächendeckende Wirkung zeigt – haben Krampfadern Geschwüre zur Folge, die nur mehr sehr schlecht abheilen, weil sich das Blut im Unterschenkel in den Krampfadern staut und die gesunden Venen, die noch übrig geblieben sind, den Blutfluss nicht mehr bewältigen können.

Die gute Nachricht: Der Körper behält bis ins hohe Alter die Fähigkeit, neue, gesunde Venen auszubilden. Man muss ihn nur ungestört arbeiten lassen. Und leider tun wir das viel zu wenig. Entweder ignorieren wir das Überhandnehmen von Krampfadern, bis es gar nicht mehr anders geht – oder wir fallen Ärzten in die Hände, die durch aggressive Maßnahmen so starke Narben schaffen, dass der Körper dadurch behindert wird. Nach einer Krampfaderoperation, bei der sehr viel gesundes Gewebe und vitale Venen entfernt wurden, ist der Schaden besonders groß. Hier finden Thrombosen nicht nur innerhalb kranker Gefäße statt, vielmehr schädigen sie die verbliebenen Venen in der Nähe des Operationsfeldes, denn das Blut sickert aus abgerissenen Venenstümpfen in das Operationsgebiet ein und kann dort riesige Blutergüsse verursachen, die im schlimmsten Fall nicht nur vernarben, sondern sogar verkalken, was eine dauerhafte Verhärtung dieses Bereichs bewirkt.

Das Schlimmste ist aber: Es können in einem Narbengewebe keine gesunden Venen mehr entstehen, sondern höchstens verzerrte venenartige Gebilde, die die Bezeichnung »Venen« gar nicht verdienen, sondern eigentlich schon von Anfang an Krampfadern sind, mit einem gekrümmten Verlauf und einer dünnen, ausgezogenen Wand, die keinen geordneten Blutfluss mehr zulässt, da Venenklappen, die in ihnen entstehen sollten, von Anfang an nicht mehr richtig schließen.

Narben: Warum sie schädlich sind

Je gravierender der Eingriff, desto größer die Vernarbung. Eine Krampfaderoperation im alten Sinn – bei denen wir selbst noch in unserer Ausbildungszeit assistiert haben – waren wahre Gemetzel. Häufig gab es Thrombosen in den noch verbliebenen, gesunden Venen. Die Blutergüsse waren enorm, obwohl man sich Mühe gab, das Bein gleich nach der Operation zu wickeln. Und die Schmerzen bewirkten, dass die Menschen nach einer Operation anfangs kaum gehen konnten und mitunter monatelang im Krankenstand waren, weil man sie arbeitsunfähig schreiben musste.

Solche Verläufe sind heute erfreulicherweise sehr selten geworden. Aber eine Krampfaderoperation im klassischen Sinn, bei der die große Rosenvene mit einem Katheter herausgezogen wird und einzelne Krampfadern mit der Zange herausgerissen werden, wird immer starke Vernarbungen zur Folge haben, wodurch die nächste Operation schon in wenigen Jahren erfolgen muss – aus einem einfachen Grund: Narben » arbeiten«, so sagt der Volksmund. Dahinter steckt eine tiefe Weisheit und Körperbeobachtung: Narben ziehen sich im Laufe von Monaten und Jahren immer mehr zusammen und in der Nähe liegende Venen, Arterien, Lymphgefäße und Nerven geraten in den Sog der sich zusammenziehenden Narbe und werden abgeklemmt. Somit schaffen Narben zwangsläufig neue Krampfadern und verursachen häu-

Der Vater der Kochsalztherapie

Franz Paul Clemens Linser wurde am 5. September 1871 in Aalen in Württemberg als Sohn eines Arztes geboren. Nach seinem Medizinstudium kam er in den 1890er-Jahren nach Tübingen an die Universität. Im Jahre 1904 habilitierte er sich dort als Privatdozent für Dermatologie, wurde 1909 außerordentlicher Professor und erhielt 1923 als o.ö. Professor einen Lehrstuhl für sein Fach, das er bis zu seiner Zwangsemeritierung aus politischen Gründen während der Nazizeit im Jahr 1935 innehatte.

Linser hat sich schon in jungen Jahren einen Namen in der Fachwelt gemacht. Zu seinen wichtigsten Verdiensten gehört die Behandlung von Krampfadern mit Kochsalzlösung, die in der ersten Hälfte des 20. Jahrhunderts auf der ganzen Welt praktiziert wurde.

Linser war Ehrenmitglied der Griechischen, Türkischen und Deutschen Dermatologischen Gesellschaft sowie korrespondierendes Mitglied der Österreichischen Dermatologischen Gesellschaft. Anlässlich seines 90. Geburtstages im September 1961 wurde er mit dem Großen Bundesverdienstkreuz ausgezeichnet. Prof. Dr. Paul Linser starb am 10. Juni 1963 in Tübingen im Alter von fast 92 Jahren.

fig noch nach Jahren Narbenschmerzen und können bei Einengung der Lymphgefäße zu Lymphödemen führen.

Je schonender der Chirurg vorgeht, desto länger kann er eine Neubildung von Krampfadern hinauszögern. Doch was schonend ist, darüber streiten sich die Gelehrten. Denn heute gelten Verfahren wie die Lasertherapie oder die Radiowellentherapie als neuester technischer und schonender Standard, und weil das Wort »Laser« ein sehr gutes Prestige hat, werden in Deutschland hunderttausende Eingriffe im Jahr mit dem Laser durchgeführt. Das ist nicht nur recht kostspielig – vor allem für die Patienten, die das im Regelfall aus der eigenen Tasche zahlen müssen –, sondern auch ein Verfahren, das vor allem dem Hersteller der Geräte nutzt. Laser brennen Löcher in Gefäße, rufen Thrombosen in benachbarten Gefäßen hervor, schädigen Nerven und vieles mehr. Vor allem aber: Laser und Radiowelle führen im Bereich des Oberschenkels, in dem sie eingesetzt werden können, zu starken Vernarbungen, in deren Umfeld sich keine neue Vene mehr bilden kann, sondern höchstens eine Krampfader, die meist so stark geschlängelt ist, dass man das nächste Mal nicht mehr mit einem Katheter dort durchkommt und ohnehin operieren muss. Die Innenseite des Oberschenkels ist zusätzlich auch ein Gebiet, das von der Natur mit besonders geschmeidiger und empfindlicher Haut ausgestattet ist. Die Innenseite des Oberschenkels ist dem Intimbereich nahe und ein Ort sinnlichen Empfindens. Dort sollte man sich mit aggressiven Behandlungsmethoden, die Narbenplatten schaffen, sehr zurückhalten zumal wenn es eine andere, wesentlich schonendere Methode gibt.

Die Entwicklung der Kochsalztherapie

Das Plädoyer für die biologisch-sanfte Krampfaderentfernung steht deshalb auch unter dem Motto: »Rettet die Venen!« Es muss eine Methode sein, die einerseits Krampfadern entfernt und andererseits gesunde Venen ungeschoren lässt. Und diese Methode darf auch nicht in der Umgebung der Krampfader zu Vernarbungsprozessen führen, sondern nur die natürlichen Abbauprozesse anregen, die die geschädigte Krampfader vollständig auflösen und ein gesundes, vitales Gewebe zurücklassen. Die gute Nachricht: Genau das macht die sanfte Krampfaderentfernung mit hochprozentiger Kochsalzlösung. Sie ist aggressiv genug, um die Krampfader zu zerstören. Und schonend genug, das Behandlungsfeld dabei nicht zu schädigen. Es gibt keine Blutungen und keine Narbenbildung, keine Thrombosen in benachbarten Gefäßen und keine Nerven- oder Lymphgefäßschädigungen.

Die Entwicklung der Kochsalztherapie hat noch einige Jahre gedauert. 1916 veröffentlicht Paul Linser seine ersten Ergebnisse. Er hat eine einprozentige Quecksilberlösung verwendet und damit zahlreiche Krampfadern erfolgreich verödet. Die Studie verursacht großes Aufsehen, denn dieses Verfahren ist recht schonend im Vergleich zu dem, was man bislang versucht hat. Krampfadern zu veröden war schon von Monteggio im Jahr 1813 und Leroy d'Etiolles im Jahr 1830 versucht worden, wobei Eisenchlorid zur Anwendung kam. Beide Versuche fanden noch vor der Erfindung geeigneter Injektionsmaterialien statt und waren schon deshalb nur eingeschränkt verwertbar. Durch zahlreiche Infektionen an der Stichstelle war diese Therapieform deshalb auch rasch aufgegeben worden. Nun hat man durch Linsers Studie europaweit mit Quecksilberchlorid bessere Erfolge. In Deutschland, Österreich und in Skandinavien gibt es bald im Bereich der Dermatologie Nachahmer, die Linsers Erfolge bestätigen. Allerdings ist auch diese Therapie noch sehr mit Nebenwirkungen behaftet. Schädigungen der Nieren und des Darms treten bei jedem hundertsten Menschen auf, da Quecksilber vom Körper nur sehr schlecht vertragen wird. Linsers gleichnamiger Assistent Karl Gottlieb Linser (1895–1976, der spätere ärztliche Direktor der Hautklinik der Charité in Berlin, der keine verwandtschaftliche Beziehung zu Paul Linser hat) kommt dann zwischen 1922 und 1924 während seiner Zeit in Tübingen auf die Idee, stattdessen eine hochprozentige Kochsalzlösung zu verwenden.

Die Ergebnisse sind eindrucksvoll, auch Paul Linser und sein Team werden von nun an Kochsalzlösung für die sanfte Krampfaderentfernung einsetzen. Während Karl Linser längst über Breslau, Wien und Paris akademische Karriere macht, bleibt Tübingen die Hochburg der Kochsalztherapie. Karl Linser erzielt aber weiterhin gute Einkünfte durch die zunehmende Verwendung von Kochsalzlösung in der Dermatologie. Er hat sich unter dem Namen »Varicophtin«, eine Lösung von 20-prozentigem Kochsalz in Verbindung mit Procain patentieren lassen. Procain ist ein Lokalanästhetikum, das die Schmerzen beim Einspritzen vermindern soll. Dieser Zusatz zur Kochsalzlösung wird auch heute noch von manchen Ärzten, die die sanfte Krampfaderentfernung nutzen, verwendet. Varicophtin setzt sich in den 1920er-Jahren rasch durch und wird in kurzer Zeit von vielen Ärzten angewandt. Es ist jene Zeit, in der Hunderttausende Patienten mit Krampfadern mit dieser Methode behandelt werden. Es gibt aber auch schon einige Stimmen, die sich kritisch über die Kochsalztherapie äußern. Einige Ärzte sind sehr enttäuscht. Sie haben die Methode angewandt und damit statt einer Entfernung der Krampfader Geschwüre hervorgerufen. Paul Linser erklärt in mehreren Publikationen, wie es dazu kommen konnte. Er klagt die Ärzte selbst an, die die Injektionen ungeschickt oder falsch ausgeführt hätten, und meint damit letztendlich auch das Material. Die Injektionsnadeln, die den Behandlern zur Verfügung stehen, sind so unhandlich und ungenau, dass die Kochsalzlösung viel zu häufig in das Zwischengewebe fließt und dort aufgrund ihrer Aggressivität einen großen Schaden anrichtet. Die Folge sind Geschwüre auf und unter der Haut, die nur über Wochen und Monate abheilen.

Trotzdem wird die Kochsalztherapie nach Paul Linser in den 1920er- und 1930er-Jahren mehr und mehr in ganz Europa angewandt und von den Nationalsozialisten, die 1933 an die Macht kommen, als Teil einer »Germanischen Medizin« angesehen, obwohl der Begründer der Methode von ihnen verfolgt wurde. Das führt dann innerhalb weniger Jahre dazu, dass die Kochsalztherapie nur mehr im Einflussbereich des »Dritten Reichs« ausgeübt wird. Die Amerikaner setzen seit Beginn des 20. Jahrhunderts auf die Einspritzung einer Phenollösung zur Sklerosierungsbehandlung. Nach dem Zweiten Weltkrieg verschwindet die »Germanische Medizin« zu großen Teilen aus den Arztpraxen. Die »amerikanische« Medizin erlebt durch die Verbreitung von Penicillin als Antibiotikum in Westeuropa einen Siegeszug, der auch die Krampfadertherapie erfasst. Es wird entweder nach Babcock operiert, oder es wird ein neues Mittel der Chemischen Fabrik Kreussler & Co. in Wiesbaden benutzt, ein Schaumbilder namens Polidocanol, der 1946 unter dem Namen Aethoxysklerol® patentiert wird und sich bis zum heutigen Tag in der ganzen westlichen Welt als Verödungsmittel durchsetzt, obwohl es vom Umweltbundesamt als gesundheits- und umweltschädlicher Gefahrenstoff eingestuft wird.

Die Nachkriegszeit in Deutschland ist dadurch geprägt, dass man sich von der Vergangenheit abwendet und oft auch etwas blauäugig neue Entwicklungen an die Stelle traditioneller Verfahren setzt. Das betrifft im Bereich der Medizin nicht nur die Linser'sche Kochsalztherapie, sondern auch viele andere Heilmethoden, die sich die Nationalsozialisten auf die Fahne geschrieben haben – darunter vor allem die Homöopathie und die Schüßler-Salz-Therapie. Sie haben ihren Untergang nicht dadurch erlebt, dass man ihre Wertlosigkeit bewiesen hätte, sondern weil sie im Dritten Reich einen historischen Höhepunkt an Bedeutung erlebten.

Wie steht es jetzt mit der Kochsalztherapie? Sie ist im Ansatz ein naturheilkundliches Verfahren, denn sie benutzt Kochsalz (NaCl), das über Jahrtausende in der Medizin seinen Platz hatte. Mal wird es hochkonzentriert verwendet, um Keime abzutöten – nicht nur im Pökelfleisch, sondern auch als Inhalationsbeimischung bei Atemwegsinfekten oder bei Infektionen der Haut. Mal wird es sanft und hochverdünnt bei Wasserverteilungsstörungen und Hauttrockenheit eingesetzt, und das unter homöopathischer Zubereitung oft so stark verdünnt, dass chemisch kein NaCl-Molekül mehr in der Trägerlösung vorhanden ist. Kochsalz ist ein bewährtes Heilmittel. Es ist biologisch, weil der Körper selbst für seine Lebensvorgänge eine Kochsalzlösung bildet. Die »Durchsaftung« eines Organs ist abhängig von seinem Kochsalzgehalt. Der Körper versucht überall, eine physiologische, das heißt, 0,9-prozentige Kochsalzlösung zu erzielen. Reichert er in einem Gewebe Kochsalz durch seine Natrium-Kalium-Pumpen an, führt das dazu, dass dort Wasser aus benachbarten Geweben einströmt.

Paul Linser weiß, dass man bei Krampfadern einen scharfen Reiz setzen muss, um im Inneren des Gefäßes eine Thrombose hervorzurufen. Diese Thrombose muss fest haftend sein, um Embolien auszuschließen. Wenn man Kochsalz hoch konzentriert, führen die Natriummoleküle bei Kontakt mit sensiblem Körpergewebe zu einer momentanen Quellungsreaktion. Der Körper versucht, die hohe Konzentration von Natriumchlorid auszugleichen, indem er Wasser beimischt. Diese Reaktionsweise des Körpers ist völlig normal. Unser Körper ist ja salopp gesagt zu zwei Drittel eine Kochsalzlösung, die man physiologisch nennt. 991 Teile Wasser werden mit neun Teilen Kochsalz gemischt. Das ist eine hohe Verdünnung, aber immerhin noch eine, die in der Lage ist, den Wasserhaushalt des Körpers zu regeln. Denn Körperzellen verwenden Natrium, das sie durch Membranen schicken, als Botenstoffe, die Wasser mit sich ziehen. Ein großer Teil der Lebensvorgänge beruht auf diesem Mechanismus, darunter vor allem die Verdauung von Speisen in Magen und Darm. Kochsalz bestimmt das Ausmaß der Durchmischung von Speisen mit Wasser und sorgt dafür, dass Verdauungsenzyme auch dort ankommen, wo sie gebraucht werden. Ein weiteres wichtiges Einsatzgebiet von Kochsalz sind die inneren und äußeren Oberflächen des Körpers, also Haut und Schleimhäute, die durch die Aufnahme oder das Ausschütten von Kochsalz feucht oder trocken gehalten werden, was nebenbei auch große Bedeutung für die Temperaturregulation hat. Wenn man diese physiologische Kochsalzlösung durch Hinzufügen von Kochsalz intensiviert, kann man damit Gewebe austrocknen, ein Mechanismus, den sich die Ärzte des Altertums zu Heilzwecken zunutze gemacht haben. Und konzentriert man Kochsalz über zehn Prozent hinaus, kann man damit eine augenblickliche und intensive Austrocknung von Zellen bewirken, durch die Zellwände zerplatzen und damit Gewebe zerstört werden kann. Diese Reaktion ist es, die Linser für die Verödung von Krampfadern mindestens braucht. Denn hohe Natriumkonzentrationen sind ja, wie man vom Einpökeln von Nahrungsmitteln über Jahrtausende weiß, lebensfeindlich. Man kann das Wachstum von Bakterien, Pilzen und anderen Keimen in so einer Lösung verhindern, weil auch diese aus Zellen bestehen, die in einer Umgebung von hoher Natriumkonzentration ausgetrocknet werden und sterben. Das droht auch den Zellen der Gefäßinnenschicht, deshalb saugen sie Wasser an und quellen, bis sie zerplatzen. Dieser Vorgang führt dazu, dass die Krampfader in ihrem Inneren offen ist, ein Alarmsignal für den Körper. Seine erste Reaktion: Er löst die Bildung einer Thrombose aus.

Dieser Mechanismus ist es, der Paul Linser interessiert. Er möchte die Krampfader nicht chemisch schädigen mit einer Arznei, die vielleicht dort verbleibt (bei Polidocanol wird der Schaum in den Zellen gespeichert und kann über viele Jahre im Gewebe verbleiben) oder wie Quecksilber in andere Körperregionen verschleppt und in den Organen, in denen es abgebaut wird, Schädigungen hervorrufen kann. Dass sein Assistent Karl Linser Kochsalz vorschlägt, ist genial. Die Frage ist nur: Wie hoch muss dieses konzentriert werden? Erste Versuche werden entsprechend mit einer zehnprozentigen Kochsalzlösung gemacht, die aber oft nicht ausreichend wirkt. Selbst das empfindliche Gewebe der Innenschicht einer Krampfader kann so eine Einspritzung überleben und sich wieder regenerieren. Also erhöht man die Konzentration und hat dabei bessere Erfolge. Karl Linser patentiert die 20-prozentige Lösung, mit der sich gute Verschlussraten erzielen lassen, doch er verlässt die Universität Tübingen nach kurzer Zeit und kann seine Arbeit nicht mehr fortführen. Paul Linser ist mit der Wirkung noch nicht zufrieden. Wie hoch lässt sich Kochsalz überhaupt in Wasser konzentrieren? Versuche zeigen, dass man in kochendem Wasser eine 27-prozentige Kochsalzlösung erreichen kann, die auch nach dem Abkühlen stabil bleibt. Diese wird von nun an von Paul Linser und seinem Nachfolger, Prof. Dr. Wilhelm Schneider, routinemäßig in der Krampfadertherapie eingesetzt.

Insgesamt behandelt die Universitätsklinik Tübingen zwischen den 1920er- und 1960er-Jahren 70.000 Patienten mit der Kochsalztherapie. In seinem Vorwort zur dritten Auflage des Buchs »Moderne Therapie der Varicen« schreibt Schneider, der sein Arbeitsleben lang die Kochsalztherapie propagiert hat: »Die Verödung varicös entarteter Venen mit Kochsalz hat sich weitgehend durchgesetzt.«

Weitgehend? In den 1950er-Jahren hat man noch keinen Sinn für ein vom Körper abbaubares, möglichst schonendes und natürlich-biologisches Verfahren. Es ist eine Zeit der Technikbegeisterung, in der man noch ganz unbefangen mit Schadstoffen umgeht. Die Luftverschmutzung wird in den kommenden Jahrzehnten so stark zunehmen, dass man befürchten muss, dass der deutsche Wald an Übersäuerung zugrunde gehen wird. Die Flüsse quellen vor chemischen Inhaltsstoffen über. In manchen Schwerindustriegebieten kann man manchmal nur an den Schaumwolken, die über den Fluss treiben, erkennen, dass sich darunter Wasser befinden muss. Hinzu kommt, dass die 1950er-Jahre sehr stark von der amerikanischen Wirtschaft dominiert werden. Was aus Amerika kommt, ist automatisch gut und im Zweifelsfall heimischen Erzeugnissen überlegen. Deshalb wird vielfach auch in Deutschland Phenol als Verödungsmittel verwendet, dann aber aufgrund der hohen Toxizität wieder aufgegeben.

Die Kochsalztherapie leidet in dieser Zeit außerdem darunter, dass sich die Bedingungen, unter denen eine Injektion durchgeführt wird, noch nicht verbessert haben. Die Materialien sind im Wesentlichen genauso primitiv geblieben wie in der Mitte der 1920er-Jahre. Die Entwicklung höher entwickelter Injektionsmaterialien, so die Erfindung des Butterflys – einer Nadel, die mit einem Katheter verbunden ist und an Flügeln gehalten werden kann und durch ihre Beschaffenheit einen stark modifizierten Einstich erlaubt –, wie auch die Erzeugung dünner Stechkanülen, die nur mehr Bruchteile eines Millimeters umfassen, wird erst in den 1960er-Jahren erfolgen. Für die Kochsalztherapie kommt diese Entwicklung zu spät. 1955 schreibt Prof. Schneider: »Dem Kochsalz wird in der Literatur vielfach zur Last gelegt, daß hier und da Gewebsnekrosen mit anschließenden langwierigen Ulcerationen auftreten. Diese Ansicht ist nur insoweit richtig, als nach technischen Fehlern ein solches Ereignis zu erwarten ist. Wir haben von jeher auf dem Standpunkt gestanden, daß eine intravenöse Injektion kein leichter ärztlicher Eingriff ist, sondern eine erhebliche manuelle Geschicklichkeit und ständige Übung voraussetzt.

Wenn man aber solche Fehler begeht, kann man sie nicht ohne weiteres auf das Schuldkonto des Injektionsmittels setzen. Zahlreiche Ärzte werden auf diesem Gebiet nie Meister. Nur der sehr geübte und auch stets in der Übung bleibende Arzt ist daher unseres Erachtens geeignet, Krampfadertherapie zu treiben. Aus diesen Gründen wird die Methode wohl stets vornehmlich ein Privileg der Dermatologen und solcher praktischen Ärzte bleiben, die infolge ihrer besonderes Klientel sehr häufig intravenöse Injektionen vornehmen müssen.«

Aus heutiger Sicht ist der Fall klar. So wie das Handwerkszeug der Ärzte in den 1950er-Jahren beschaffen ist, ist hochprozentige Kochsalzlösung brandgefährlich. Nur wenige können sicher Injektionen vornehmen. Diese Probleme hat man mit dem Schaumbildner Polidocanol nicht, der in dieser Zeit erfunden wird. Zwar reizt er die Innenschicht von Gefäßen, aber wenn man daneben spritzt, gibt es höchstens unschöne bräunliche Verfärbungen und Verhärtungen, aber keine weichen, mühselig abheilenden Geschwüre. Dass Polidocanol eigentlich eher zufällig auf der Suche nach einem Waschmittel entwickelt wurde und in der Folge als gesundheitsgefährlich und als Gefahrenstoff eingestuft werden wird, stört die Menschen damals nicht.

Letztendlich droht also die Kochsalztherapie am Ungeschick der Therapeuten zu scheitern. Ganz Europa, nein, die Welt steht in der zweiten Hälfte des 20. Jahrhunderts im Bann der Polidocanolspritzer und Krampfadernoperateure.

Die ganze Welt? Nein, in Lahnstein, einem kleinen rheinischen Dorf in der Nähe von Koblenz, trotzt ein gewisser Dr. Bruker in der Klinik Lahnhöhe bei Koblenz dem Trend. Er ist dort Chefarzt und kann deshalb darüber bestimmen, welche Therapie er anwendet. Dieser Max Otto Bruker (1909–2001), bekannter noch unter der Abkürzung M. O. Bruker, war einer der Tübinger Studenten von Professor Linser Anfang der 1930er-Jahre und geriet damals in den Bannkreis der Kochsalztherapeuten. 1909 geboren, war Bruker nach dem Krieg schon ein Mann in den mittleren Jahren, als er in Lahnstein sein Gesundheitszentrum vor allem dadurch bundesweit bekannt machte, dass man dorthin fahren konnte, um sich dieser geheimnisvollen Kochsalztherapie zu unterziehen, einer Methode, die zu dem Zeitpunkt ja weltweit aufgegeben worden war. Und das ohne Not. Es gab keine Zwischenfälle oder Negativstudien, die sie diskreditiert hätten.

Wenn heute die Gegner der Kochsalztherapie begründen wollen, warum sie diese nicht durchführen, fällt ihnen das schwer. Manche sagen, dass man nicht garantieren könne, dass die Kochsalzlösung frei von Infektionserregern bleiben würde. Das Argument ist lächerlich, da in einer hochkonzentrierten Kochsalzlösung aufgrund der Aggressivität der Natriumoleküle kein Leben möglich ist. Außerdem wird die Kochsalzlösung heutzutage längst in sterilen Labors hergestellt und in sterile Flaschen abgefüllt wie jedes andere Arzneimittel – darunter auch Polidocanol. Ein weiteres Gegenargument lautet, dass Kochsalzlösung im Gegensatz zu Polidocanol nicht so effektiv zum Verschluss von Krampfadern führen würde und außerdem mehr Nebenwirkungen hätte. Dieses Argument kann schnell entkräftet werden, wenn man bedenkt, dass die Kochsalzlösung ihre Wirkung durch osmotische Schädigung der Innenschicht der Krampfader bewirkt. Dosisabhängig wird es dadurch in jedem Fall zu einem Thrombosebildungsreiz kommen. Und wenn nachströmendes Blut die Kochsalzlösung verdünnt hat, ist sie damit nicht mehr schädlich.

Anders steht es mit Polidocanol, dessen Reiz auf die Innenschicht nicht so groß ist und das seine Wirkung erst voll entfalten kann, wenn es zubereitet wird wie Cappuccino-Schaum. Polidocanol ist ein Schaumbildner. Der Verschluss des Gefäßes findet also vor allem dadurch statt, dass gezielt Luft eingespritzt wird. Bekanntermaßen kann das auch eine Luftembolie in der Lunge und in manchen Fällen auch in anderen Bereichen des Körpers auslösen. Durch die feine Verteilung der Luftbläschen im Schaumbildner kommt es selten zu nachteiligen Wirkungen, doch embolische Komplikationen treten immer wieder bei Menschen mit einem Vorhofseptumdefekt auf, bei dem die Luftbläschen vom rechten Vorhof durch eine Lücke in der Scheidewand in das linke Herz und von dort in den großen Kreislauf gelangen können. Dann nimmt man sie als Schmerzen in kleinen verstopften Gefäßen oder als Durchblutungsstörung des Gehirns wahr, die glücklicherweise nur selten dauerhaft bleibt. In den meisten Fällen wird der Polidocanolschaum vom Filter der Lunge abgefangen, verstopft dort vorübergehend Kapillaren, doch man spürt nichts, da es bei kleinen und meist nicht dauerhaften Verschlüssen bleibt, die man beim Atmen gar nicht wahrnimmt. Wer unter diesen Gesichtspunkten von Polidocanol noch als effektiveres oder gar besser verträgliches Mittel spricht, gerät in den Verdacht, die Gesundheit seiner Patienten nicht ernst zu nehmen, zumal man die allergieauslösende Wirkung von Polidocanol kennt, die bis zum allergischen Schock gehen kann.

Ende der 1950er-Jahre ist aber auch der Ruf der Kochsalztherapie zum Verschluss von Krampfadern angekratzt. Es passiert recht häufig, dass dabei riesige Geschwüre unter der Haut entstehen, wenn man ein Gefäß durchstochen und die Lösung ins Gewebe gespritzt hat. Es heißt deshalb allgemein, die Kochsalztherapie sei nur mit großen Risiken und häufigen Nebenwirkungen durchzuführen. Und da sich viele Kollegen diesen Anforderungen nicht gewachsen fühlen, geht der allgemeine Gebrauch von Kochsalzlösung bei der Krampfadertherapie zurück.

Dr. Bruker weiß also, dass er die Methode verbessern muss, um sie für die Patienten zu erhalten, und das tut er auch, indem er immer dünnere Nadeln und darunter auch schon den Butterfly verwendet. In der zweiten Hälfte des 20. Jahrhunderts behandelt Bruker nach und nach 20.000 Krampfaderpatienten mit hochprozentiger Kochsalzlösung. Er hat damit so gute Behandlungserfolge und so viele dankbare Patienten, dass er sich wundert, dass immer noch so viele Menschen mit Krampfadern operiert werden – ein Verfahren, das kostspielig ist, für den Patienten einen gewissen Leidensweg zur Folge hat und bei dem häufig tödliche Lungenembolien auftreten. In einem Ratgeber, der heute noch lieferbar ist, schreibt Bruker Ende der 1990er-Jahre: »Die Frage ist berechtigt, weshalb außer mir … sich kaum ein Arzt in Deutschland findet, der diese Verödungsmethode durchführt. Ein triftiger Grund lässt sich eigentlich nicht nennen, es sei denn der, dass eben diese Behandlungsmethode in der Ausbildung der Ärzte nicht mehr gelehrt wird. Ich glaube, dass einer der wichtigsten Gründe darin liegt, dass diese Methode zu einfach ist und die Menschen (ich meine auch meine Kolleginnen und Kollegen) es sich nicht vorstellen können, dass man Krampfadern mit einer Methode, die nur zwei Minuten dauert, endgültig, komplikationslos und kosmetisch einwandfrei beseitigen kann. So kommt es, dass heute noch Krampfaderoperationen ausgeführt werden, von denen ich schon vor 70 Jahren lernte, dass sie ein Kunstfehler seien.«

Auch nach Brukers Rückzug aus Altersgründen wird die Linser'sche Methode in Lahnstein fortgesetzt. Dabei belässt man es aber meist, wie von Bruker vorgegeben, bei der Behandlung einer einzigen Krampfader und bei der Verabreichung einer Gesamtmenge von 10 ml hochprozentiger Kochsalzlösung. Diese Methode wird seither auch von einzelnen Heilpraktikern ausgeübt.

Erst in den 1990er-Jahren bleibt es dann einem seiner Patienten in Lahnstein, dem Allgemeinarzt Dr. Sundaro Köster, überlassen, sich der sanften Krampfadertherapie wieder zuzuwenden und diese in das 21. Jahrhundert zu bringen. Diese Methode ist seither von Dr. Köster und einem Kreis von Ärzten und Heilpraktikern, die sich um ihn geschart haben, weiterentwickelt und verbessert worden. Zu diesem Zweck wurde auch eine Fachgesellschaft gegründet, die sich der Erforschung und Lehre der biologisch-sanften Krampfaderentfernung gewidmet hat.

Wie sind die Anfänge? Sundaro Kösters Schwerpunkt liegt dabei anfangs darin, die Gefahr von Nebenwirkungen zu verringern. Dass durch falsche Lage der Nadel und Gewebsverletzung durch die hochprozentige Kochsalzlösung auch weiterhin Geschwüre entstehen, lässt ihm keine Ruhe. Dabei verfällt er auf eine so einfache wie naheliegende Idee: Wie wäre es, wenn man einfach bei einer Fehlinjektion normale physiologische Kochsalzlösung dazuspritzt und dadurch die schädliche Wirkung auflöst? Schließlich merken die Patienten doch, wenn einmal hochprozentiges Kochsalz ins Gewebe gelangt: Es gibt dabei einen scharfen, brennenden Schmerz. Und wenn das Kochsalz dann wieder auf Normalmaß verdünnt wird, hört dieser Schmerz auf und man hat keinerlei Schaden mehr zu befürchten. Denn der Körper reagiert auf Natriumchlorid nicht übermäßig empfindlich. Kochsalz tötet Körperzellen im Rahmen eines Quellungsprozesses ab, der zumindest Minuten dauert. Gelingt es in dieser Zeit, die Konzentration zu verringern, erholen sich die Körperzellen nach einer Fehlinjektion sehr schnell.

Durch diese Neuerung kann die sanfte Krampfaderentfernung mittels Kochsalzlösung für Köster wieder zum neuen Therapiestandard erklärt werden. Denn von nun an ist die gefährliche Nebenwirkung, die sie zur Außenseitermethode machte, Geschichte geworden.

Sundaro Köster kann in den folgenden Jahren noch andere Neuerungen einbringen. Er setzt den dünnsten am Markt erhältlichen Butterfly ein, und er erarbeitet sich eine Spritztechnik, mit der mehrere Krampfadern zugleich mit einem Stich erreicht werden können. Sein Behandlungsziel geht weit über das Paul Linsers oder M. O. Brukers hinaus. Er will nicht mehr nur eine einzelne Krampfader pro Sitzung veröden, sondern ein ganzes Bein unter Berücksichtigung aller Strömungsverhältnisse sanieren. Dadurch erzielt er eindrucksvolle Heilungen, die dazu führen, dass sich neue Krampfadern viel später oder gar nicht mehr entwickeln. Er ist mit seinen Bemühungen so erfolgreich, dass mit den Jahren eine feste Klientel von Patienten heranwächst, die bei der Behandlung ihrer Krampfadern ausschließlich auf die Kochsalztherapie setzt. Im Laufe der letzten eineinhalb Jahrzehnte hat Sundaro Köster so über 6.000 Patienten behandelt.

Schon Linser hatte darauf hingewisen, dass der Arzt, der die Injektion vornimmt, geschickt und erfahren sein muss: »Wir haben von jeher auf dem Standpunkt gestanden, dass eine intravenöse Injektion kein leichter ärztlicher Eingriff ist, sondern eine erhebliche manuelle Geschicklichkeit und ständige Übung voraussetzt. Zahlreiche Ärzte werden auf diesem Gebiete nie Meister, sogar trotz reichlicher Übung; denn Handfertigkeiten sind ja immer nur in begrenztem Grade erlernbar.«

Die Behandlung von Krampfadern mit Kochsalz

Welche Art von Krampfadern kann mit Kochsalzlösung behandelt werden?

Wenn Sie sichtbare Krampfadern haben – also mindestens zwei Millimeter dicke, geschlängelte Gefäße –, kann man dort Kochsalz einspritzen und sie entfernen. Alle oberflächlichen Krampfadern eignen sich für diese Therapie ohne jede weitere Untersuchung. Man braucht also das Auge und die Hand, die den Bereich abtastet. Wenn eine Krampfader bereits im Inneren thrombosiert ist, spürt man das, weil sie hart geworden ist. Hier muss man nicht weiter behandeln, denn nun geht alles seinen geordneten Gang. Krampfadern, die der Körper bereits selbst verschlossen hat, werden sich alleine auflösen. Sind sie aber weich, setzt man mit der Kochsalztherapie den Reiz, der diesen Verschlussmechanismus auslöst. Dafür braucht man keine weiteren Informationen durch eine Untersuchung. Ähnlich ist es mit den Besenreisern, diesen kleinen Geflechten, die auch in den Bereich von Krampfadern fallen und ähnlich empfindlich auf Kochsalzlösung reagieren. Auch hier ist die Untersuchung praktisch schon durch die Patientin erfolgt, die sie gesehen und argwöhnisch befühlt hat. Man sieht Besenreiser, und damit ist das Übel bereits vollständig erkannt. Denn Besenreiser sind schon von der Definition her nichts Normales, sondern bestenfalls eine Altersveränderung des Körpers, die man durchaus therapeutisch rückgängig machen kann.

Es gibt Therapeuten (vor allem Heilpraktiker), die aufgrund dieser Tatsachen bei der sanften Krampfaderentfernung keine weiteren diagnostischen Hilfsmittel einsetzen. Mit der Hand kann man gut ertasten, ob eine Krampfader schon mit einer Thrombose verschlossen ist, und man kann auch den Verlauf einer Krampfader und verschiedene Zuflüsse und Abflüsse auf diese Weise feststellen. Trotzdem halten wir es für sinnvoll, mit einem neueren Ultraschallgerät, das über Doppler- und Duplexfunktion verfügt und hochauflösend ist, weitere Informationen einzuholen. Am Wichtigsten ist hier die Frage, ob der Blutfluss in den oberflächlichen Bereich des Beins in der Leistengegend durch eine offene Venenklappe gestört ist. Ist dies der Fall, wird immer wieder Blut aus dem Körper in die tieferen Venen von Oberschenkel und Unterschenkel einfließen und dort einen Stau hervorrufen. Dadurch wird die große Rosenvene oder *Vena saphena magna* erweitert und zur Krampfader umgewandelt. Solange sie dann offen ist und diesen Gegenfluss aufnimmt, werden dann auch andere Maßnahmen, die man am Bein gegen Krampfadern unternimmt, zum Scheitern verurteilt sein. Vor allem die Verödung von Besenreisern, die man ja vor allem aus optischen, ästhetischen Gründen macht, kann nicht erfolgreich sein, solange der Druck in den oberflächlichen Venen und Krampfadern des Beines insgesamt erhöht ist.

Deshalb schauen wir bei allen Patienten nach, ob der Venenstern (Crosse), wie diese Einmündung der *Vena saphena magna* in die *Vena femoralis* heißt, offen oder geschlossen ist. Ist sie zu, kann man sich bei der Behandlung des Beins darauf beschränken, optisch störende Krampfadern zu entfernen. Ist sie offen, nehmen wir uns als Erstes für die Verödung die *Vena saphena magna* vor und ordnen alle anderen Maßnahmen dieser ersten unter.

Als Nächstes kann man mit Ultraschall gut sehen, welche Verbindungen zwischen einzelnen Krampfadern bestehen und von wo aus am besten eine Einspritzung erfolgen kann und wie viel Kochsalz dabei verabreicht werden soll. Man sieht Venenklappen, Thrombosen und vor allem kann man die Flussrichtung in den Gefäßen erkennen.

In den Venen fließt das Blut ja in Richtung des Herzens, aber in Krampfadern kann sich die Flussrichtung umkehren wenn man tief Luft einatmet oder Pressdruck in Richtung Becken ausübt. Man kann sich im Ultraschall außerdem auch beim stehenden Patienten gut ansehen, wie stark sich eine Krampfader füllt, das heißt, wie schädlich sie sich eigentlich auf den Körper und seinen Kreislauf auswirkt.

All diese Informationen fügen sich dann wie Mosaiksteine zu einem Muster zusammen und bestimmen dann konkret den technischen Ablauf der Behandlung.

Unter den bildgebenden Verfahren sind im Laufe des 20. Jahrhunderts mehrere weitere Apparate entwickelt worden, die zum Großteil auch wieder in der Versenkung verschwunden sind. Eine Ausnahme bildet die Phlebographie, die röntgenologische Darstellung der Venen und Krampfadern durch Einspritzung eines Kontrastmittels in eine Vene am Fußrücken. Das ergibt – sofern die Injektion gut durchgeführt wurde – ein schönes Bild, aber selten wertvolle Informationen. Und es hat den Nachteil, nicht nur unangenehm für den Patienten zu sein, sondern auch den Körper mit einem meist jodhaltigen Kontrastmittel zu belasten, das er erst mühselig wieder abbauen muss. Deshalb ist die Phlebographie heute zu Recht sehr selten geworden.

Die Frage nach Voruntersuchungen führt als Nächstes zum Thema »Laboruntersuchungen«. Welche Laborbefunde werden gebraucht, bevor man eine Kochsalzinjektion durchführt? Diese Frage wird unterschiedlich beantwortet. An zwei Punkte ist hier zu denken. Manche Patienten mit Nierenschwäche sollten nur geringe Mengen Kochsalz gespritzt bekommen. Es ist für den behandelnden Arzt wichtig zu wissen, ob jemand eine Nierenschwäche hat und wie stark diese ausgeprägt ist. Hier nimmt man bei den Laborbefunden Kreatinin und Harnstoff als aussagekräftige Werte. Ein zweites Thema sind Patienten, die ein Blutverdünnungsmittel bekommen. Die Kochsalztherapie bewirkt im Bereich der Krampfader eine aggressive Schädigung von Körpergewebe, bei der es bei Patienten, die unter Marcumar-, Aspirin- oder Clopidogrelbehandlung stehen, Einblutungen geben kann. Je nachdem, wie hoch diese Arzneien dosiert sind, werden diese Einblutungen stärker oder schwächer ausfallen.

Ein weiterer Aspekt ist, dass der Verschluss der Gefäße unter einer Marcumarbehandlung abgeschwächt sein oder ausbleiben kann, eben weil die Thrombosebildung ein wichtiger Faktor für den Heilungsprozess ist. Behandeln kann man auch Menschen, die ein Blutverdünnungsmittel aus anderen Gründen brauchen, man sollte aber vor allem bei Marcumarpatienten vorher klarstellen, dass keine Überdosierung vorliegt und noch eine gute Blutgerinnung besteht. Denn wir wollen ja, dass sich in der Krampfader nach der Einspritzung eine Thrombose ausbildet – und nicht deren Entstehung behindern. So gesehen ist es sinnvoll, einen Marcumarwert auf einen Quickwert von 60 Prozent oder einen INR-Wert von 1,5 anzuheben, sofern das möglich ist. Außerdem erhöht eine Marcumartherapie das Blutungsrisiko. Kommt eine starke Reaktion zustande, kann es passieren, dass man heftige Blutergüsse durch eine Einspritzung auslöst. Diese bilden sich allerdings nach wenigen Tagen wieder spontan zurück, weshalb man hier keine starken Bedenken haben muss.

Aspirin (in niedriger Dasierung), Clopidogrel, Wobenzym und andere Blutverdünner dürfen vor der Behandlung eingenommen werden, da ihre Wirkung nicht so stark ist, den Einfluss von hochprozentigem Kochsalz auf die Innenwand der Krampfader aufzuheben.

Die Technik der biologisch-sanften Krampfaderentfernung

Die genaue Beschreibung der Technik der biologisch-sanften Krampfaderentfernung sprengt den Rahmen dieses Buches. Um eine sichere, effektive und schonende Behandlung zu gewährleisten, bieten wir Intensivausbildungsseminare an, in denen wir die vielen kleinen und großen Tricks und Kniffe aus zwölf Jahren Erfahrung und über 6.000 Behandlungen weitergeben.

Wie viel Kochsalz darf gespritzt werden?

Der Körper des Menschen besteht bekanntlich zu etwa zwei Drittel aus physiologischer Kochsalzlösung, das sind 0,9 Prozent Natriumchlorid in Wasser. Ein Kilo Wasser hat neun Gramm Kochsalz und ein Mensch von 100 Kilogramm deshalb 900 Gramm Kochsalz, das ist fast ein Kilo. Bei der Kochsalztherapie wird 27-prozentige Kochsalzlösung verwendet. Wenn zehn Milliliter injiziert werden, sind das 2,7 Gramm Kochsalz. In der Regel schätzt man, dass erst eine Menge von über 100 Gramm für den Menschen überhaupt schädlich sein könnte. Somit wird schon auf den ersten Blick deutlich, dass zwar die hohe Konzentration von Kochsalz beim Einspritzen einen Schaden in einer Krampfader hervorrufen kann, dass die Gesamtmenge aber unbedenklich ist.

Wie sieht die Nachbehandlung aus?

Wenn Sie an den Krampfadern operiert werden, müssen Sie ins Krankenhaus – oder bei ambulanter Operation zumindest in einen OP. Dort wird

Nachweis für eine Ausbildung

Eine Beschreibung in Schriftform kann nie eine fundierte praktische Ausbildung ersetzen. Die Mitglieder der Fachgesellschaft »Biologisch-sanfte Krampfaderentfernung nach Dr. Köster« haben diese fundierte praktische und theoretische Ausbildung durchlaufen. Der Abschluss der Ausbildung wird durch eine Urkunde bestätigt. Die Urkunde hängt im Wartezimmer aus. Der Patient hat somit die größtmögliche Sicherheit, von einem gut ausgebildeten und erfahrenen Arzt oder Heilpraktiker behandelt zu werden.
Insbesondere kann der Patient dadurch auch sofort erkennen, ob ein Therapeut nach der alten Methode nach Prof. Linser / Dr. Bruker oder nach der biologisch-sanften Methode nach Dr. Köster behandelt.

Die Liste der Therapeuten nach Postleitzahlen geordnet finden Sie unter www. sanfte-krampfaderentfernung.eu oder www.softvaricoseremoval.net

dann unter unangenehmen Bedingungen (dazu gehört auch die Allgemein- oder Rüchenmarksnarkose) dem Gewebe des betroffenen Beins ein erheblicher Schaden zugefügt.

Das wirkt sich dann natürlich auch auf die Nachbehandlung aus. Denn die Folge ist eine intensive Lokaltherapie – man wickelt das Bein oder muss Stützstrümpfe tragen, um die gestörten Flussverhältnisse in den verbliebenen Venen wieder zu normalisieren, und schmiert vielleicht eine Salbe darauf, mit der Thrombosen und Blutergüsse verhindert werden sollen. Außerdem werden routinemäßig für im Allgemeinen zehn Tage Heparinspritzen (sogenannte Bauchspritzen)verordnet, um das Risiko einer Thrombosebildung und nachfolgenden Lungenembolie zu verringern.

Diese Therapie zieht auch einen über Wochen und manchmal Monate dauernden Krankenstand mit sich, da Sie oft weder richtig Gehen noch Stehen können. Nicht viel anders ist es bei der Radiowellentherapie oder Lasertherapie, die nur Krampfadern in einer mittleren Größenordnung verquellen und verkleben können. Alle anderen, kleineren Krampfadern, und darunter vor allem die gekrümmten, müssen anders behandelt werden. In diesem Fall bleibt manchem Therapeuten keine andere Wahl, als nach einer Laserbehandlung oder Radiowellenbehandlung mit Skalpell, Zange, Nadel und Faden an die Sache heranzugehen und den Rest der Krampfadern eben operativ zu entfernen. Hier ist die Nachsorge sehr ähnlich der Operation. Es werden viele gesunde Venen verletzt, und das muss vom Patienten mit einer intensiven Lokaltherapie und Immobilität bezahlt werden.

Die Nachsorge läuft bei der biologisch-sanften Krampfaderentfernung wesentlich sanfter ab. Die Erholungszeiten sind deutlich reduziert, Sie brauchen das Bein nicht zu wickeln, keine Stützstrümpfe zu tragen, und Sie können direkt nach der Behandlung mit dem Auto wieder nach Hause fahren – wobei Sie nach ca. einer halben bis einer Stunde anhalten und ein bisschen die Beine vertreten sollten.

Hitzeanwendungen wie Sauna oder heiße Vollbäder sollten Sie 14 Tage lang meiden. Außerdem sollten Sie während dieser Zeit keinen Sport treiben sondern eher die Beine schonen. Da hier die Größe der Krampfader, das Alter, der Trainingszustand und andere individuelle Faktoren eine sehr große

Rolle spielen, lassen sich sehr schwer allgemeingültige Verhaltensregeln aufstellen. Jeder sollte auf seinen Körper hören und wird nach ein paar Tagen ganz automatisch ein Gefühl dafür bekommen, wie viel er sich zumuten kann.

Nebenwirkungen der Kochsalztherapie und besondere Situationen

Auf die Frage nach Nebenwirkungen der Kochsalztherapie lautet die Antwort: eigentlich keine. Die Hauptwirkung der Quellung und Verklebung des Gewebes, die Sklerosierung (Verhärtung) der Krampfader, ist klar. Dass eine kleinere Menge Kochsalz in die Blutbahn kommt, kann schon wahrgenommen werden, indem man ein heißes Gefühl im Kopf bekommt oder nach dem Eingriff relativ viel Harn lassen muss. Auch Bluthochdruckkranke, die auf Kochsalz empfindlich sind, können vorübergehend mit einer Steigerung ihres Blutdrucks reagieren. Doch all das hält sich in einem sehr harmlosen Rahmen. Und selbst diese Reaktionen werden nicht häufig beobachtet, da die Menge des verabreichten Kochsalzes recht gering ist.

Darf die biologisch-sanfte Krampfaderentfernung kritiklos bei allen Menschen angewandt werden? Wir hatten schon die Frage, wie man mit blutverdünnenden Arzneien umgehen soll: Wenn Sie Arzeneimittel bekommen, z. B. ASS (Aspirin), Marcumar, Warfarin oder Heparinspritzen, sollten Sie das weitere Vorgehen mit Ihrem Arzt absprechen. In den meisten Fällen genügt eine vorübergehende Senkung der Dosierung der Blutverdünner. Häufig gibt es Fragen zu folgenden besonderen Zuständen:

Schwangerschaft

In unserer täglichen Praxis wird häufig darüber gesprochen, ob man in der Schwangerschaft überhaupt behandeln kann. Dr. Bruker bemerkt zu dem Thema sehr gelassen: »Während der Schwangerschaft sind Verödungen in den letzten beiden Schwangerschaftsmonaten besonders sinnvoll, um Thrombosen im Wochenbett vorzubeugen.«

Die Antwort ist also: ja. Hier haben wir allerdings feststellen müssen, dass nur wenige Frauen den Mut haben, diesem Rat auch zu folgen. Zu groß ist immer noch die Angst vor der wenig bekannten Methode und die Frage, ob das Baby dadurch Schaden nehmen kann. Die Antwort darauf ist klar: nein, das Baby kann dadurch nicht geschädigt werden und Sie auch nicht. Ganz im Gegenteil! Es könnten womöglich viele Leben dadurch gerettet werden, dass man Embolien im Rahmen der Geburt verhindert. Gerade in den letzten Monaten der Schwangerschaft ist diese Methode ein Segen für alle von Krampfadern geplagten Mütter, weil sie mit vergleichsweise geringem Aufwand das oft unerträgliche Druck- und Spannungsgefühl in den Beinen loswerden können, ohne die oft als unangenehm empfundenen Kompressionsstrümpfe tragen zu müssen.

Vorhandene Krampfadern sollte man nicht direkt nach der Geburt des Babys behandeln, sondern ca. drei Monate abwarten, weil sie sich in dieser Zeit oft spontan zurückbilden. Wenn sie sich innerhalb dieser Zeit nicht zurückgebildet haben, kann man das Warten aufgeben: sie werden nicht mehr kleiner, sondern im Gegenteil im Laufe der Zeit größer werden. Dann sollte man sie biologisch-sanft entfernen lassen.

Hohes Lebensalter

Die biologisch-sanfte Krampfaderentfernung kann auch bei sehr betagten Menschen gefahrlos durchgeführt werden, sofern diese nicht schwer krank sind. Hier muss der behandelnde Arzt vorher überprüfen, ob beispielsweise eine wenn auch sehr geringe und vorübergehende Kochsalzbelastung des Körpers schädlich sein könnte.

Entzündungen und hohes Fieber

Menschen, die an einer Bindegewebskollagenose oder einer anderen entzündlichen Erkrankung im Umfeld oder in den Gefäßwänden leiden, sollen nach Dr. Bruker nicht mit Kochsalz behandelt werden. Bei hohem Fieber sollte man ebenfalls von einer Behandlung absehen.

Eine schon bestehende Thrombose

Es ist möglich, dass sich in Krampfadern gerade eine frische Thrombose gebildet hat. Diese haftet nicht fest und die Einspritzung kann sie eventuell lockern und eine Embolie hervorrufen.

Deshalb ist es vernünftig, gerade große Krampfadern vorher mit dem Ultraschall zu untersuchen, um eine schon vorliegende frische Thrombose auszuschließen. In diesem Fall ist die sanfte Krampfaderentfernung erst dann durchführbar, wenn die bestehende Thrombose älter und mit der Gefäßwand verwachsen ist, also nach etwas vier bis sechs Wochen.

Hautverfärbungen und Pigmentstörungen

Manche Menschen neigen zu Pigmenteinlagerungen. Man merkt das daran, dass sonnenliebende Menschen in der Mitte des Lebens braune Flecke im Gesicht oder an Armen und Beinen entwickeln. Oder dass an jenen Stellen der Haut, die im Alltag besonders viel beansprucht werden – oder auch an Knien und Ellenbogen, den so genannten Akren –, eine Dunkelfärbung der Haut eintritt. Hier drohen bei jeder Verödungsbehandlung – und deshalb auch vor allem bei der Kochsalztherapie nach Professor Linser – braune Flecken, die manchmal leider nicht mehr verschwinden.

Diese Reaktion ist nicht häufig – sie tritt vielleicht bei jedem hundertsten Patienten auf. Die Bestrebung der Köster'schen Methode geht jedoch dahin, Pigmentstörungen ganz zu vermeiden. Denn diese Reaktion der Haut kann nicht auf die leichte Schulter genommen werden. Die meisten Menschen entscheiden sich für die biologisch-sanfte Krampfaderentfernung, gerade weil sie keine störenden Narben oder Hauterscheinungen erwarten. Und die Sanftheit der Methode liegt ja vor allem darin, Körpergewebe zu schonen. Wenn nun auf der Haut Flecken auftreten, kann dieses Versprechen nicht eingehalten werden, denn man bewirkt leider durch die Behandlung eine oft dauerhafte Veränderung des Gewebes.

Hier muss man zuerst einmal klarstellen, dass bei fast jeder sanften Krampfaderentfernung in den ersten Wochen eine Verfärbung auftreten kann. Diese ist bläulich-rötlich und hat nichts mit einer Pigmentierung zu tun, sondern ist Ausdruck des Blutstaus über dem Gefäß, das sich thrombotisch verschlossen hat. Diese Reaktion ist erwünscht und der Thrombus wird innerhalb einiger Wochen wieder verschwinden.

Dauerhafte bräunliche Verfärbungen treten oft erst nach Monaten vor allem bei ausgeprägten Krampfadern auf, bei denen sich die Haut vorwölbt und auch dünn geworden ist. Die so genannten Blow-outs sind besonders gefährdete Stellen, weil die Behandlung eine Entzündung und eine Thrombose hervorruft, und der Körper in dem Bereich mit seinen Entzündungszellen Gewebe erst abräumen muss. Auch nach einem schweren Stoß oder einem Schlag mit Verletzung der Haut oder nach Operationen vor allem nach groben Verletzungen mit Rissquetschwunden merkt man häufig, dass im Umgebungsbereich von Narben braune Flecken auftreten. Es ist vom Körper so angelegt, dass Reparaturarbeiten an der Haut häufig mit einer Pigmenteinlagerung einher gehen.

Was kann man tun, um Pigmentierungen zu behandeln?

Hier haben wir mit den Schüßler-Salben Nr. 6 und Nr. 12 gute Erfahrungen gemacht. Sie sind unter dem Namen »Biochemische Salbe Nr. 6« und »Biochemische Salbe Nr. 12« rezeptfrei in der Apotheke erhältlich.

Sie massieren morgens die braunen Stellen mit der Nr. 6 und abends mit der Nr. 12 ein. Schon nach wenigen Tagen merken Sie eine Abblassung des Gebietes. Setzen Sie diese Therapie über mehrere Wochen fort, bis keine Verbesserung mehr eintritt. Mitunter bleibt ein Hauch von Braun bestehen, doch in den meisten Fällen überzeugt das kosmetische Ergebnis.

Wie kann man diesen unerwünschten kosmetischen Effekt bei der Kochsalztherapie vermeiden? Die Antwort darauf ist ganz klar: Man sollte Krampfadern, die knapp unter der Haut liegen, möglichst schonend behandeln, am besten in diesem Bereich gar nicht der Kochsalzwirkung aussetzen. Wie kann man das tun? Indem man an einer tiefer unter der Haut liegenden Stelle einen Verschluss der Krampfader herbeiführt. So wird dem oberflächlichen Anteil die Blutzufuhr abgeschnürt. Die Krampfader kann sich dadurch zusammenziehen und wird dadurch vom Körper viel schonender abgebaut. Das Besondere an der Methode nach Dr. Köster ist ja, dass man nicht bloß eine Verödungsbehandlung durchführt, sondern die Flussverhältnisse im gesamten Bein beurteilt und dann die Krampfadern für eine Behandlung auswählt, mit denen sich ein effektives, dauerhaftes und nebenwirkungsfreies Resultat erzielen lässt. Das betrifft einerseits die Quellung und Verklebung jener Krampfadern, in die von oben immer wieder neues Blut ins Bein einströmt, denn wenn es nicht gelingt, diese zu verschließen, werden relativ bald wieder eine Krampfadern auftreten. Aber es betrifft auch die gezielte Auswahl von tiefer liegenden Krampfadern für die Behandlung, so dass das kosmetische Ergebnis nicht gefährdet wird. Wer hier behutsam und sorgfältig vorgeht, wird keine dauerhaften Verfärbungen erzeugen.

Ablauf der Behandlung

Jede Krampfader ist so eigen wie die Menschen

Bei der Anmeldung fragen wir schon, ob Blutverdünner wie Marcumar, Heparin oder ASS genommen werden. Ist das der Fall, klärt der behandelnde Arzt vorab mit dem Patienten die Medikation ab.

Wie läuft nun eine Behandlung ab? Am Anfang steht die Anamnese, das heißt, der Patient erzählt uns ausführlich die Vorgeschichte: Wie lange die Krampfader besteht, ob es Beschwerden gibt, welche Vorbehandlungen stattgefunden haben, ob gravierende andere Erkrankungen bestehen und welche Medikamente eingenommen werden.

Danach folgen die optische und die manuelle Untersuchung des Beines. Sie liefern die wichtigsten Befunde. Erst an zweiter Stelle steht die Ultraschalluntersuchung. Sie ergibt weitere Hinweise auf die Strömungsverhältnisse im Bein und lässt eine Vorhersage zu, was getan werden muss, um einem Wiederauftreten von Krampfadern möglichst vorzubeugen. Die beiden Haupthindernisse für einen dauerhaften Erfolg sind Krampfadern bis hoch zur Leiste, bei denen aus dem Bauchraum ständig neues Blut in das Bein herabströmt, und Krampfadern, die Verbindungen zum normalen Blutfluss im Inneren von Unterschenkel oder Oberschenkel aufweisen (Perforansvenen), wodurch dauernd Blut aus diesen tiefen Venen zurück in die Krampfader gedrückt wird. In beiden Fällen ist es unser Ziel, die Krampfader bis zur Einmündungsstelle zu verschließen.

Jede Krampfader ist so eigen wie die Menschen, die darunter leiden. Es gibt große Unterschiede im Verlauf, in der Länge und Dicke, in der Auffaltung und Anzahl der Seitenäste, in der Dicke und Elastizität der Krampfaderwand. Außerdem sind Haut und Bindegewebe bei jedem Menschen sehr unterschiedlich. Oft gibt es auch zwei oder drei Krampfadersysteme, die mehr oder weniger miteinander verbunden sind.

Nach der Erstellung eines Behandlungsplans erklären wir dem Patienten, wie die Behandlung abläuft. Zunächst wird im Stehen, Sitzen oder Liegen eine Kanüle oder Braunüle® (Venenverweilkatheder) in die Krampfader geführt. Die Größe und Art der Kanüle richtet sich nach den speziellen Krampfader- und Beinverhältnissen. Auf jeden Fall ist die Kanüle deutlich kleiner als die bei einer Blutabnahme.

Die Injektion der Kochsalzlösung erfolgt im Allgemeinen in liegender Position. Die Lage des Beines, die Anzahl der Injektionen (häufig nur eine), die Menge der Lösung und die Schnelligkeit bzw. Langsamkeit der Injektion richten sich wieder nach den individuellen Krampfader- und Beinverhältnissen. Im Blickpunkt steht das ganze Bein und nicht eine einzelne Krampfader. Das Ziel ist, möglichst in einer Sitzung sämtliche Krampfadern bzw. Krampfadersysteme zu veröden. Nach der Injektion empfindet der Patient ein krampfartiges Gefühl im Bereich der Krampfader. Durch Akupunktur verkürzen wir dieses im Allgemeinen gut zu tolerierende Schmerzgefühl – vielleicht ist es besser, von einer »Wirkung« zu sprechen – auf ca. eine halbe bis eine Minute – viele Patienten verspüren nur ein leichtes »Krämpfchen«. Danach bleibt der Patient noch einige Minuten liegen und kann dann meist ohne jegliche Beschwerden – manchmal mit einem leichten Druck- oder Spannungsgefühl – wieder gehen.

Die Behandlung ist also sehr individuell und setzt eine große Erfahrung des Therapeuten voraus. Wir haben immer wieder das Gefühl, dass wir bei jeder Krampfaderbehandlung noch dazulernen. Einen Routineablauf gibt es nicht, da jeder Mensch einzigartig und jede Krampfader auch einzigartig ist.

Auch längere Auto- oder Bahnfahrten sind nach der Behandlung ohne Weiteres möglich. Alle 30 bis 60 Minuten sollte man ein bisschen gehen, um die Durchblutung der Beine zu fördern.

Menschen mit kleineren oder mittleren Krampfadern können meist am nächsten Tag wieder arbeiten. Bei großen Krampfadern kann die Arbeitsunfähigkeit auch einige Tage bis zu zwei Wochen betragen. Zu stark anstrengende Beintätigkeiten wie Joggen und auch längeres Stehen sollte man in der ersten Zeit vermeiden. Eher sollte man die Beine öfters hochlegen. Nach 14 Tagen braucht man sich nicht mehr schonen. Stützstrümpfe brauchen nicht getragen werden.

Die biologisch-sanfte Krampfaderbehandlung ist auch schonend genug, um sie mit einem Kurzurlaub zu verbinden. Viele Menschen, die von weiter herkommen, übernachten in der Gegend der Praxis Dr. Köster im kleinen, vom Kaufunger Wald umgebenen Luftkurort Ziegenhagen oder im romantischen Witzenhausen, der deutschen Kirschhauptstadt im Werratal. Oder sie steigen in Hannoversch Münden ab, einer der schönsten deutschen Fachwerkstädte am Zusammenfluss von Werra und Fulda, die dann die Weser bilden. Die Praxis Dr. Rieger ist in der fränkischen Bischofsstadt Bamberg gelegen und bietet neben dem Kaiserdom und dem mittelalterlichen Brückenrathaus ein südländisches Flair mit reichhaltigem kulturellem Angebot. So können Sie die Krampfaderbehandlung problemlos mit einem kleinen Erholungsurlaub verbinden.

Es bietet sich an, am Tag vor der Behandlung anzureisen und nach der Behandlung wieder nach Hause zu fahren. Oder alles auf einen Tag zu legen. Man hat nach der Behandlung kaum Beschwerden. Am Abend oder am nächsten Morgen kann dann ein stärkeres Spannungsgefühl im Bereich der Krampfader auftreten. Es gibt viele Patienten, die zwei Wochen lang ein leichtes Spannungs- oder Druckgefühl im Bein verspüren. Andere geben für wenige Tage ein Druck-, Spannungs- oder Schmerzgefühl an. Wieder andere berichten über ein zwei Wochen andauerndes Schmerzgefühl und können während dieser Zeit nicht arbeiten. 99 Prozent der Patienten nehmen keine Schmerzmittel. Wir verschreiben meistens Arnikaglobuli und eine Arnikasalbe, die hervorragend das Spannungsgefühl dämpfen und die Abheilung fördern.

Nachhaltigkeit – wie lange dauert es bis zur Bildung neuer Krampfadern?

Vergleich der Langzeitergebnisse

Chirurgen behaupten, dass durch die Stripping-OP im Vergleich zu allen anderen Methoden die besten Langzeitergebnisse erzielt werden. Es ist schwierig, hierzu verlässliche Aussagen zu machen. »Interessant« ist, dass jeder, der diesbezüglich eine Statistik aufgestellt hat, herausgefunden hat, dass die von ihm praktizierte Methode die besten Langzeitergebnisse aufweist. Wir sind keine Statistiker und konzentrieren uns auf den Einzelfall. Wir haben viele Patienten erlebt, bei denen sich nach einem Venenstripping schon nach einem halben Jahr wieder eine neue große Krampfader gebildet hat. Andererseits gibt es auch Patienten, die nach einer Krampfaderoperation zehn Jahre lang von einer Krampfaderneubildung verschont geblieben sind.

Die Neubildung einer Krampfader hängt von vielen Faktoren ab

Zunächst ist die genetische Veranlagung zu nennen. In den letzten Jahrhunderten sitzen und stehen wir immer häufiger, bewegen uns immer weniger und essen immer mehr denaturierte Nahrungsmittel. Dadurch hat sich in unseren Erbanlagen (Genen) die Anlage für eine zunehmende Bindegewebsschwäche manifestiert. Durch das Computerzeitalter und die modernen Kommunikationsmedien hat sich diese Entwicklung noch erheblich beschleunigt. Manche Menschen haben nun eine sehr stark ausgeprägte Bindegewebesschwäche mit dem Risiko einer schnellen Krampfaderneubildung und andere haben nur eine leichte Bindegewebsschwäche mit entsprechend besserer Prognose. Außerdem ist natürlich entscheidend, wie viele Stunden man täglich stehen oder sitzen muss. Stehen fördert die Krampfaderneubildung am stärksten – langes Sitzen ist auch nicht gut, aber immer noch besser als Stehen. Am besten ist Laufen (Bewegung) und Liegen. Beim Laufen wird die Muskelpumpe in den Beinen aktiviert und das Blut durch die Venen gegen die Schwerkraft nach oben in Richtung Herz gepumpt. Wenn wir längere Zeit sitzen, sollten wir – wenn möglich – die Beine hochlegen. Die heute üblichen Schreibtische gehören wohl bald der Vergangenheit an, weil Briefkommunikation immer seltener wird. Die Menschen arbeiten in Zukunft halb aufrecht auf bequemen Liegen und bedienen ihre Computer. Das wird sich sicherlich positiv auf die Beinvenen auswirken. Doch derzeit sind wir noch nicht so weit.

Wir müssen uns vor Augen führen, dass inzwischen fast jeder zweite Mensch Krampfaderprobleme hat – mit stark steigender Tendenz – und uns Gedanken darüber machen, wie wir diese Entwicklung wieder rückgängig machen können.

Weitere Faktoren, die die Krampfaderneubildung begünstigen, sind die Venenverhältnisse in den der Krampfader vorgelagerten Venensystemen. Insuffiziente (nicht mehr voll funktionsfähige) oberflächliche oder tiefe Beckenvenen oder tiefe Oberschenkel- bzw. Unterschenkelvenen sowie insuffiziente Verbindungsvenen zwischen tiefem und oberflächlichem Venensystem (Perforansvenen) können die Ursache von Krampfadern sein. In diesen Fällen ist nach der Krampfaderentfernung eine schnelle Krampfaderneubildung vorprogrammiert, weil die Ursache der Krampfaderneubildung im tiefen Venensystem oder im vorgelagerten Venensystem liegt. Als Patient fragt man sich dann, warum man seine Krampfadern überhaupt behandeln lassen soll, wenn sie sowieso nach einem, zwei oder drei Jahren wiederkommen. Unser Rat: Man sollte sie trotzdem entfernen lassen, weil sie sonst immer größer werden, mehr Seitenäste bekommen und früher oder später Beschwerden auftreten: Juckreiz, Ekzeme, nächtliche Wadenkrämpfe, Ödeme mit Spannungsschmerz, Blau- und Braunverfärbungen mit Hautverdünnung vor allem im Knöchelbereich und letztendlich ein Unterschenkelgeschwür («offenes Bein«), welches die Lebensqualität drastisch einschränkt.

Durch die frühzeitige Behandlung einer Krampfader treten die geschilderten Folgen einer unbehandelten Krampfader nicht oder nur in geringerem Maße auf, so dass die Funktionsfähigkeit der Beine bis ins hohe Alter voll erhalten bleibt.

Tipp

Viel Bewegung, Vermeidung von langem Stehen, Hochlagerung der Beine beim Sitzen und vitale biologische Ernährung sind die entscheidenden Faktoren, um Krampfadern bzw. Krampfaderneubildungen zu verhindern.

Machen Sie jeden Morgen nach dem Duschen Zehenstände. Fangen Sie mit zehn an und steigern Sie jede Woche um fünf Zehenstände. Das können Sie auch zwischendurch mal während des Tages machen. Nach spätestens zwei Monaten werden Sie bemerken, dass Ihre Wadenmuskulatur deutlich straffer geworden ist, vorhandene Beschwerden zurückgegangen sind und Sie ein leichteres Gefühl in den Beinen haben.

Auch wenn vorauszusehen ist, dass eine Krampfader wiederkommt, sollte man sie unbedingt entfernen, um die geschilderten negativen Langzeitfolgen zu verhindern. Die biologisch-sanfte Krampfaderentfernung ist gerade hier von unschätzbarem Vorteil, weil sie unbegrenzt oft angewendet werden kann, ohne bleibende Schäden zu hinterlassen – bei minimaler Patientenbeeinträchtigung, wenn frühzeitig behandelt wird.

Die Grunderkrankung ist die Bindegewebsschwäche, die genetisch bedingt ist. Die Folge davon ist die Krampfaderbildung. Die Krampfader kann man behandeln – die Bindegewebsschwäche nicht. Deswegen kommen Krampfadern wieder. Als Patient sollte man die Situation also realistisch sehen: Krampfadern kommen wieder – also lasse ich sie möglichst schonend und ohne große Beeinträchtigung entfernen.

Wir empfehlen, die Beine gut zu beobachten und bei einer Krampfaderneubildung diese frühzeitig behandeln zu lassen. Oder man geht einmal im Jahr zur Krampfaderkontrolle.

Viele Patienten in unseren Praxen haben finger- bis daumendicke Krampfadern, weil sie bis dahin noch nie etwas von der biologisch-sanften Krampfaderentfernung gehört hatten. Die meisten haben Angst vor der Operation oder haben sich schon ein- oder mehrmals operieren lassen und wollen das nicht noch mal über sich ergehen lassen. Wir können das gut verstehen. Uns würde es wahrscheinlich genauso ergehen, weil wir selbst Angst vor einer Krampfaderoperation hätten.

Die Verfechter der Stripping-OP verweisen auf Statistiken, bei denen die Stripping-OP die besten Langzeitergebnisse aufweist. Die Verfechter der Laser- und Radiowellentherapie sehen ihre jeweilige Methode mit den besten Ergebnissen. Wer hat hier Recht? Die Verfechter der Sklerosierungstherapie mit Aethoxysklerolschaum verweisen ihrerseits auf ihre guten Resultate. Unsere Prognose: In absehbarer Zeit wird es wahrscheinlich eine Statistik geben, die der biologisch-sanften Krampfaderentfernung die besten Langzeitergebnisse bescheinigt. Denn die Wirkung der Kochsalzlösung, sofern sie richtig dosiert und umsichtig angewandt wird, ist beeindruckend, da sie von der Mündung in die Hauptvene bis in die kleineren Seitenäste einen effektive Verschluss (Sklerosierung) bewirkt.

Heutzutage scheint das einzige Kriterium zur Beurteilung einer Krampfaderentfernungsmethode zu sein: Wie lange bleibt die Krampfader weg?.

Hier sollte ein genereller Umdenkprozess stattfinden: Sobald eine Krampfader zwei Millimeter (etwa streichholzdick) bis fünf Millimeter (etwa bleistiftdick) ist, sollte man sie behandeln. Mit der biologisch-sanften Methode gibt es bei dieser Größenordnung kaum Beschwerden nach der Behandlung. Und es treten bei frühzeitiger Behandlung keine bleibenden Dauerschäden vor allem im unteren Unterschenkelbereich auf, die dann im Alter zu massiven Problemen wie Ödemen mit Spannungsschmerz und Gelenkteilversteifung, Ekzemen oder einem »offenen Bein« führen. Als Patient braucht man lediglich ab und zu einen Blick auf seine Beine zu werfen und sich dann beizeiten eine Kochsalzspritze geben zu lassen. Dann vermeidet man bei entsprechender vitaler Lebensführung größere Beinprobleme bis ins hohe Alter.

Das ist jedoch nur ein Teilaspekt. Für uns ist die Frage: »Wie schonend werde ich meine Krampfader los?« viel wichtiger. Selbst wenn die Operation doppelt so lange vorhalten würde, würden wir uns lieber zweimal eine Spritze geben lassen, als uns einmal die Krampfadern herausoperieren zu lassen – mit all den Risiken und Langzeitschäden, die wir dabei in Kauf nehmen müssten. Wir würden uns sogar sehr viel lieber einmal im Jahr eine Spritze geben lassen, als uns nur einziges Mal operieren zu lassen – wenn es eben möglich ist.

Viele Menschen sind frustriert, wenn ein halbes, ein, zwei oder drei Jahre nach der Operation eine neue Krampfader erscheint. Die meisten warten dann mit der zweiten Operation so lange, bis sie Beschwerden bekommen – was wir gut nachempfinden können. Inzwischen ist die Krampfader dann meist schon ziemlich groß geworden, es haben sich Seitenäste entwickelt und im Knöchelbereich wird die Haut oft bläulich oder bräunlich und pergamentartig dünn. Dann ist eine sehr schlecht abheilende offene Wunde (ein sogenanntes offenes Bein) meistens nicht mehr weit entfernt.

Vergleich der heutigen modernen Kochsalztherapie mit den Vorläufermethoden sowie die geschichtliche Entwicklung

Notwendige Verbesserungen

Die Erkenntnis, dass hochprozentige Kochsalzlösung schädlich für Krampfadern ist, während sie gesunde Venen schont, geht auf den Tübinger Hautarzt Professor Dr. Paul Linser zurück, der zu Beginn des 20. Jahrhunderts an der dortigen Universität den Lehrstuhl für Dermatologie innehatte. Damals ging von Südwestdeutschland aus eine Welle der Begeisterung durch das Land. Bis in die 1960er-Jahre war die Kochsalztherapie eine beliebte Methode, die aber trotz vieler Erfolge aufgrund von Anwendungsfehlern zunehmend in Misskredit kam. Das war für Ärzte wie den Naturheilkundler Dr. Max-Otto Bruker, der in Lahnstein in der Nähe von Koblenz eine Klinik aufgebaut hatte, sehr frustrierend, denn Bruker hatte die Kochsalztherapie noch von Linser selbst gelernt und beinahe sechzig Jahre lang mit Erfolg angewandt. Es gibt heute noch tausende Patienten in Deutschland, die in Lahnstein mit der Kochsalztherapie nach Prof. Linser therapiert wurden und werden.

Richtig durchgeführt kommt diese Therapie der biologisch-sanften Krampfaderentfernung, die wir vertreten, sehr nahe. Dessen ungeachtet hat sich im Lauf der letzten Jahrzehnte die Notwendigkeit einer Ergänzung und Verbesserung dieser Methode ergeben. Dadurch konnten alle Probleme, die zum Niedergang der Kochsalztherapie geführt haben, gelöst werden, weshalb sie heute wieder als Methode der Wahl bei der Behandlung von Krampfadern gelten muss.

Die Probleme der klassischen Methode nach Prof. Linser und ihre moderne Lösung

1. Die Diagnostik findet entweder gar nicht oder nicht mit den heute zur Verfügung stehenden Mitteln der Technik statt. Dadurch kann man schwer einschätzen, wie effektiv die Behandlung sein wird und es kommt oft zu einer geringen Wirkung oder einem raschen Wiederauftreten der Krampfadern.

Die Lösung des Problems: Ein Arzt, der mit einem Ultraschallgerät umgehen kann, wird die Venensituation richtig einstufen können. Und wenn er ein bisschen Erfahrung mit der Methode hat und die Tricks kennt, die man dabei anwenden muss, wird er auch Erfolg mit dem umfassenden Veröden der Krampfadern an diesem Bein haben.

2. Es ist üblich bei der Linser'schen Methode, nur eine Krampfader pro Sitzung zu behandeln. Dadurch sind mehrere Nachbehandlungen notwendig, wobei die Effektivität der Kochsalztherapie nachlässt.

Die Lösung des Problems: Ein Arzt, der in einer Sitzung versucht, alle relevanten Krampfadern eines Beins zu behandeln, kann dabei ein Ergebnis erzielen, das der klassischen Krampfadernentfernung mittels Stripping oder anderen Operationsmethoden gleichwertig und nachhaltig in seiner Wirkung ist.

3. Wenn man die Lösung ins Zwischengewebe spritzt, entstehen aggressive Geschwüre der Haut.

Die Lösung des Problems: Dieses Problem war mit den Injektionsmaterialien früher öfter mal aufgetreten und war dafür verantwortlich, dass sich die Methode nicht im Repertoire der Ärzte erhalten hat. Schon Linser schreibt, dass nicht jeder Arzt das handwerkliche Geschick dazu aufweist, die Kochsalztherapie anwenden zu können. Mit der heute üblichen Kathetertechnik und durch Verdünnung mittels physiologischer Kochsalzlösung im Fall einer Fehlinjektion gibt es diese Zwischenfälle und Schädigungen heute nach menschlichem Ermessen nicht mehr. Geblieben ist allerdings noch das Problem der richtigen Dosierung der Kochsalzlösung und ihrer »inneren Verteilung« im Bereich des Beins, aus der sich erst die Nachhaltigkeit der Behandlung ergibt. Diese Technik kann aber im Rahmen einer gründlichen Ausbildung von den meisten Ärzten erlernt werden.
Der wichtigste Grund für den Rückgang der Popularität der Linser'schen Methode liegt darin, dass zu viele Therapeuten damit tiefe und nur über Monate abheilende Geschwüre durch Fehlinjektionen hervorgerufen haben, die dann mühselig oft nur durch chirurgische Unterstützung ausgeräumt werden konnten. Das lag am Spritzenbesteck, das in den 1950er-Jahren noch viel gröber und schwieriger zu handhaben war als heutiges Kathetermaterial. Die Babcock-OP des Venenstrippings hat sich aus diesem Grund durchgesetzt. Man setzte damals auch große Hoffnungen auf eine große Nachhaltigkeit chirurgischer Eingriffe. Erst in den letzten zehn Jahren hat sich herumgesprochen, dass das Herausreißen von Krampfadern nicht so sauber und effektiv ist wie vermutet. Tatsächlich hat man sich damit eine ganzen

Palette von unangenehmen Nebenwirkungen eingehandelt: ausgedehnte Wundbildungen und Blutungen, erhebliche Narbenbildungen unter der Haut, durchtrennte Nerven und Lymphgefäße, lange Erholungszeiten und lange Arbeitsunfähigkeit, langes Tragen von Stützstrümpfen, erheblich höheres Thrombose- und Lungenembolierisiko, das Narkoserisiko und das Infektionsrisiko. Zudem kostet eine Operation ungefähr das Zehnfache einer Verödungsmaßnahme.

Vor diesem Hintergrund hat sich dann seit den 1960er-Jahren die Verödung mit Polidocanol (Aethoxysklerol®) etabliert. Bei größeren Krampfadern wird Aethoxysklerolschaum (Schaumsklerosierung) in die Krampfader injiziert. Mit Aethoxysklerol® stand nun ein Verödungsmittel zur Verfügung – und das ist der Vorteil gegenüber der 27-prozentigen Kochsalzlösung –, bei dem die Nekrosegefahr geringer ist und trotzdem eine gute Sklerosierung (Verhärtung) der Krampfader bewirkt wird. Der Nachteil von Aethoxysklerol® ist, dass es eine körperfremde toxische chemische Substanz ist mit vielen möglichen schädlichen Nebenwirkungen. Darüber wurde lange nicht gesprochen. Erst die Biowelle, die seit den 1980er-Jahren rollt, stellt sich zu Recht die Frage, warum man Krampfadern mit einem Mittel veröden soll, das vom Bundesgesundheitsamt als Gefahrenstoff eingestuft wird, und das mitunter lebenslang im Körper erhalten bleibt, da selbst die Leber ihn nur sehr langsam abbauen kann.

Wenn man heutzutage von Verödung spricht, dann meint man die Verödung mit Aethoxysklerol®. Die Verödung mit Kochsalzlösung hingegen ist fast vollständig in Vergessenheit geraten.

Der erste Schritt zur biologisch-sanften Krampfaderentfernung wurde in den 1990er-Jahren getan. Er bestand darin, die am meisten gefürchtete Nebenwirkung auszuschalten.

Dr. Sundaro Köster berichtet dazu: »Mir war am Anfang einige Male passiert, dass die Kochsalzlösung ins Gewebe kam und dabei Geschwüre entstanden waren. Deshalb wollte ich die Methode schon aufgeben. Aber irgendwie tief drinnen in mir war ein Gefühl, dass es für dieses Problem eine Lösung geben müsse, auch wenn schon Tausende von Ärzten vor mir sich mit diesem Problem beschäftigt hatten und noch keine Lösung gefunden hatten. Das Problem schien unlösbar. Aber eines Morgens – nach einem sehr tiefen und erholsamen Schlaf – wache ich auf und sehe die Lösung des

Problems vor meinem inneren Auge: Durch die sofortige Verdünnung der ins Gewebe geratenen konzentrierten Kochsalzlösung müsste doch eine Nekrose und die folgende Wundbildung zu verhindern sein. Die konzentrierte Kochsalzlösung verursacht im Gewebe zunächst einen starken Brennschmerz. Nach der Injektion von verdünnter 0,9-prozentiger Kochsalzlösung lässt der Schmerz sehr schnell nach. Die 27-prozentige Kochsalzlösung wird durch die 0,9-prozentige Lösung sehr stark und schnell verdünnt, und die betroffenen Gewebezellen erleiden keinerlei Schaden. Als Arzt muss man nur sofort und schnell reagieren. Es ist etwa 30 Sekunden Zeit, um die verdünnte Kochsalzlösung zu injizieren, ohne eine Gewebeschädigung zu riskieren. Wenn man erst eine Spritze aufziehen muss, verliert man möglicherweise zu viel Zeit. Deswegen liegt bei mir immer eine mit verdünnter Kochsalzlösung gefüllte Spritze in Griffweite bereit – für alle Eventualitäten. Schon einige Male konnte ich auf diese einfache und wundervoll wirksame Art und Weise Nekrosen verhindern. Es bleiben keinerlei Gewebeschäden zurück. – Was mich allerdings verwundert ist die Tatsache, dass in der fast 100-jährigen Geschichte der Krampfaderbehandlung mit Kochsalzlösung noch niemand auf diese einfache und auf der Hand liegende Problemlösung gekommen ist. Wahrscheinlich ist sie zu einfach. Wenn man zwölf Semester Medizin studiert hat verliert man einfache Zusammenhänge aus dem Auge. Im Orthopadiehörsaal der Uniklinik in Münster – wo ich hauptsächlich studiert habe – stand folgendes Zitat von Goethe neben der großen Wandtafel:

»Was ist das Schwerste von allem?
Was Dir am leichtesten dünket –
mit den Augen zu sehen,
was vor den Augen dir liegt.«

Das Damoklesschwert der Nekrosegefahr, das in den vergangenen achtzig Jahren bei jeder Kochsalzsklerosierung über dem Behandler und dem Patienten schwebte, ist damit verschwunden.

Damit ist die entscheidende Hürde genommen, die die biologisch-sanfte Krampfaderentfernung zur Standardtherapie der Krampfaderbehandlung machen wird – zum Wohle und zur maximal möglichen Schonung des Patienten. Und – das kann ich aus eigener Erfahrung sagen: Als Arzt macht man eine sinnvolle und erfüllende Arbeit, die einem viele dankbare Patienten beschert. Und das finde ich großartig und dafür bin ich selbst sehr dankbar.

Im Unterschied zur Linser'schen Methode wird die Krampfader bzw. das Krampfadersystem ganzheitlich gesehen und dynamisch behandelt. Dadurch kann eine umfangreichere Sklerosierung erreicht, und ein ganzes Krampfadersystem in einer Behandlung ausgeschaltet werden.

Die letzte Nekrose trat bei einer Patientin auf, die während der Injektion an die Injektionskanüle fasste. Solche unbewussten Reflexhandlungen kommen sicherlich extrem selten vor – aber auch in solchen Extremfällen kann jetzt eine Nekrose- bzw. Wundbildung verhindert werden. Der Arzt muss nur schnell genug reagieren. Nach menschlichem Ermessen ist damit die Gefahr einer Nekrose- bzw. Wundbildung jetzt ausgeschlossen.

Bei der Ausbildung von Kollegen legen wir deshalb größten Wert auf meditatives, zentriertes Handeln ohne Hektik. Hektik und Zeitstress rauben einem die Konzentration, und man ist mit seinen Gedanken schnell irgendwo anders. Diese Methode verlangt eine absolute Präsenz im Hier und Jetzt. Deswegen eignet sich diese Behandlungsform auch nicht für den hektischen Klinik- und Praxisalltag, wo alles oft sehr schnell gehen muss.

Der zweite wesentliche Unterschied zur Linser'schen Methode ist: Wir haben die gesamte Krampfader bzw. das gesamte Krampfadersystem des Beins im Auge. Die Linser'sche Methode ist statisch, unsere Methode ist dynamisch. Bei der Linser'schen Methode liegt der Patient auf dem Rücken, das Bein liegt leicht erhöht, und dann erfolgt eine Injektion. Wir bewegen das Bein je nach Bedarf während, zwischen oder nach Injektionen in alle notwendigen Richtungen, um die Kochsalzlösung optimal zu verteilen. Je nach Situation und Bedarf streichen wir auch Krampfadern aus, verteilen die Lösung oder drücken Krampfadern ab, um sie ganz zur Sklerosierung (Verhärtung) zu bringen. Dadurch bekommen wir eine ganzheitlichere Sklerosierung zustande als bei der Linser'schen Methode. Grundlage dafür ist die vorherige Abklärung der Flussverhältnisse in der Krampfader oder in zusammenhängenden Krampfadersystemen mit Hilfe des Ultraschallgeräts mit Doppler- und Duplexfunktion. Damit kann man wunderbar die Abflussverhältnisse innerhalb eines Krampfadersystems nachvollziehen. Manchmal sind diese Systeme einfach aufgebaut, manchmal sind sie hoch komplex. Jedes Krampfadersystem ist anders und verlangt eine individuelle Behandlung.

Eine naturheilkundliche, ganzheitlich orientierte Behandlung

Ein körpereigener Reparaturmechanismus

Die biologisch-sanfte Krampfaderentfernung mit Kochsalzlösung ist eine naturheilkundliche, ganzheitlich orientierte Therapieform. In der Tat wird lediglich eine körpereigene Lösung in die Krampfader gespritzt. Ein Allergierisiko gibt es nicht, da wir alle je nach Gewicht etwa 500 bis 1000 Gramm Kochsalz in unserem Körper haben. Der Arzt setzt einen Reiz in der Krampfader, worauf diese verhärtet (sklerosiert). Daraufhin tritt ein körpereigener Reparaturmechanismus in Aktion, der die gesamte Krampfader komplett abträgt (resorbiert). Der gleiche Reparaturmechanismus tritt bei der Resorption eines Blutergusses nach einer Quetschung oder Prellung in Aktion: Bestimmte weiße Blutkörperchen – Fresszellen (Makrophagen) – räumen die zerquetschten Zellen und ins Gewebe geratenen roten Blutkörperchen ab. Mit der sklerosierten Krampfader geschieht das Gleiche – nur dauert es je nach Größe bis zu einem halben Jahr. Sie wird dabei im Körper resorbiert und letztendlich durch den Darm ausgeschieden. Die Krampfader hat sich über Jahre und Jahrzehnte entwickelt und man sollte ihr auch Zeit geben, langsam zu verschwinden.

Dr. Sundaro Köster sagt dazu: »Ich möchte diese für mich so wichtigen Gesichtspunkte mit den rein technischen Abläufen der Methode verbinden, mit den kleinen und großen Tricks, die die Kochsalztherapie in meiner

Der Behandler setzt einen Reiz mit einer körpereigenen Substanz und körpereigene Reparaturmechanismen erledigen den Rest – ohne Schneiden, ohne Nerven oder Lymphgefäße zu verletzen, ohne Narben zu hinterlassen.
Es handelt sich hier also um ein ganzheitliches, naturheilkundliches Verfahren, bei dem lediglich die Selbstheilungskräfte des Körpers aktiviert werden.

- Wir halten es für wichtig, dass auch das ganze Setting bei der biologisch-sanften Krampfaderentfernung ganzheitlich, individuell, ästhetisch und entspannt ist. Wir lehnen Massenabfertigungen ab, weil wir glauben, dass der Mensch nicht zu einer Nummer oder zu einem kleinen Zahnrad in einem großen Getriebe degradiert werden darf.
- Der Mensch ist keine Maschine, sondern das am höchsten entwickelte Wesen auf diesem Planeten – die Krone der Schöpfung – und sollte bei einer Disharmonie in seinem System auch als solches behandelt werden.
- Wir sollten nicht den Menschen den Zwängen unseres Gesundheitssystems anpassen, sondern unser Gesundheitssystem den Bedürfnissen des Menschen.

Praxis im Laufe von zwölf Jahren und etwa. 6.000 Behandlungen immer besser, effizienter und sicherer gemacht haben. Das Setting, das Ambiente, die Behandlungsatmosphäre wie auch die medizinisch-technischen Abläufe haben für mich die gleiche Wertig- und Wichtigkeit. Der Mensch steht im Mittelpunkt, die Atmosphäre sollte ästhetisch, entspannt und freundlich sein. Deswegen beschreiben wir hier nicht die einzelnen technischen Details der Behandlung – sie werden in der Fortbildung vermittelt und sind natürlich genauso wichtig, aber das ganze Setting, eine meditativ-aufmerksame, entspannte Arbeitsweise sind bei dieser naturheilkundlichen Methode ebenso entscheidend. Das kann man Ärzten, die an einer Ausbildung in dieser Methode interessiert sind, nicht in Buchform vermitteln – dazu braucht es eine konkrete, solide praktische Ausbildung und eine ebensolche Erfahrung.«

Die biologisch-sanfte Krampfaderentfernung ist eine naturheilkundliche Methode mit ganzheitlicher Ausrichtung. Biologische Ernährung und viel Bewegung in der mit Prana (Lebens- und Heilkraft) aufgeladenen Natur, eingebettet in einen bewussten Lebensstil, sind die besten Vorbeugemaßnahmen gegen Krampfadern..

Dr. Sundaro Köster empfiehlt: »Immer wieder fragen mich Patienten, was sie vorbeugend gegen Krampfadern machen können. Die Ernährung spielt hier eine sehr wichtige Rolle. Wenn wir unvitale, denaturierte Nahrung zu uns nehmen, kann auch unser Bindegewebe nicht straff, elastisch und widerstandsfähig sein. Es wird sich dann eher der Konsistenz eines Brötchens annähern. Eine natürliche, biologisch-vitale Ernährung mit möglichst viel Rohkost kann ich nur empfehlen. Da wir über die Luft und das Wasser schon genügend körperfremde, chemische Substanzen aufnehmen, sollten wir diese in der Nahrung so weit minimieren, wie es eben geht. Deswegen empfehle ich biologisch-organisch angebaute Lebensmittel, bei deren Anbau keine synthetischen Spritz- und Düngemittel eingesetzt werden.

► *Ich selbst ernähre mich seit 20 Jahren vegetarisch und seit 15 Jahren ohne jegliche tierischen Nahrungsbestandteile. Das kann zwar die Neubildung von Krampfadern nicht vollständig verhindern, aber doch sehr stark reduzieren und ihr Wachstum sehr stark verlangsamen.*

► *Durch die Ernährungsumstellung konnte ich mich von seit zwölf Jahren bestehendem Gelenkrheuma heilen. Sie sehen also, welch entscheidende Rolle die Ernährung bei der Behandlung von Krankheiten spielen kann. Ein angenehmer Nebeneffekt ist noch, dass ich mich körperlich und geistig wesentlich vitaler, leichter, heiterer und leistungsfähiger fühle als zu der Zeit, als ich ›Normalkost‹ gegessen habe, und dass ich in den letzten 15 Jahren nur noch sehr selten leicht erkältet war – im Vergleich zu vorher, als ich pro Jahr zwei- bis dreimal heftig erkältet war.*

► *Genauso wichtig wie eine vitale Ernährung ist ausreichende Bewegung. Walken, Joggen, Fahrradfahren, Schwimmen – möglichst in der Frische der Natur – sind sehr gut, weil bei jeder Muskelkontraktion das venöse Blut nach oben zum Herzen hin gepumpt wird. Beim Stehen oder Sitzen hingegen gibt es keine Muskelkontraktion und das Blut staut sich vor allem im Unterschenkel- und Fußbereich. Das nicht abfließende Blut drückt auf die Venenwände und weitet diese noch mehr aus. Ich empfehle deswegen, die Beine und Füße auch im Stehen und Sitzen immer wieder zu bewegen, damit die Muskelpumpe für den nötigen Abfluss des venösen Blutes sorgt. Das venöse Blut ist quasi die Müllabfuhr der Körperzellen. Weil das Blut in den Krampfadern viel zu langsam abfließt, ist es mit den Ausscheidungen (Schlacken) der einzelnen Zellen überladen, übersäuert und sauerstoffarm. Besonders im unteren Bereich des Beines werden die Hautzellen dann im Laufe der Jahre immer unvitaler. Sie ertrinken quasi in ihrem eigenen Müll – weil wegen des Staus auch nicht genügend frisches, arterielles Blut nachfließen kann. Die Haut verfärbt sich bläulich-bräunlich, wird pergamentartig dünn, und am Ende dieser Entwicklung steht dann das sogenannte offene Bein* (Ulcus cruris) *– mit den geschilderten, die Lebensqualität drastisch einschränkenden Folgen. So weit sollte man es nicht kommen lassen und bestehende Krampfadern möglichst frühzeitig entfernen lassen.«*

Die Vorteile der biologisch-sanften Krampfaderentfernung im Vergleich

Kein Narkose- oder Allergierisiko

Lassen Sie uns die Vorteile der biologisch-sanften Krampfaderentfernung im Vergleich zu den anderen gängigen Methoden unter die Lupe nehmen. Das Narkoserisiko ist bei einer Krampfader-OP im Allgemeinen nicht sehr hoch. Dennoch können bei einer Vollnarkose in sehr seltenen Fällen Herzprobleme (Herzinfarkt, Herzrhythmusstörungen, Herzkreislaufversagen), Unverträglichkeitsreaktionen bis hin zum allergischen Schock, Verwirrtheits- oder Schmerzzustände nach dem Aufwachen, Übelkeit und Erbrechen die Folge sein.

Bei der Periduralanästhesie (Rückenmarksnarkose) können in sehr seltenen Fällen Lähmungen bis hin zur Querschnittslähmung, Hirn- und Rückenmarksentzündungen und Kopfschmerzen auftreten.

Die genannten Risiken kommen zwar selten vor, aber wenn es Sie trifft, haben Sie Pech gehabt. Keiner von uns würde sich einem Narkoserisiko aussetzen, wenn er eine Alternative hat, und die biologisch-sanfte Krampfaderentfernung ist so eine Methode, bei der keine Narkosemittel notwendig sind. Wenn jemand eine leichte Betäubung der Krampfader wünscht, kann eine Procainvorspritzung vor der Kochsalzinjektion vorgenommen werden. Einige Menschen reagieren jedoch allergisch auf Procain, weshalb man hier Nutzen und Risiko abwägen sollte. Da der Nutzen einer Procainvorspritzung nicht sehr groß ist, raten wir davon ab. In jedem Fall machen wir eine Akupunkturbehandlung und eine Akupunkturmassage am Fuß, was im Allgemeinen vollkommen ausreicht und Schmerzmittel überflüssig macht. Dadurch kommt während der gesamten Behandlung kein einziges körperfremdes Molekül einer Arznei in den Körper. Wir sind ja durch Wasser, Luft und Nahrung schon mit zu vielen Fremdsubstanzen überladen, und deswegen gibt es so viele Allergiker.

Es kommen immer wieder Patienten zu uns, für die es das Wichtigste ist, dass bei dieser Behandlung keinerlei Narkose- bzw. Anästhesiemittel nötig sind, weil sie keine Narkosemittel vertragen. Auch Patienten mit multipler chemischer Sensibilität (MCS) kommen häufiger in unsere Praxen. Für sie ist die biologisch-sanfte Krampfaderentfernung die einzige in Frage kommende Methode.

Da Kochsalzlösung eine körpereigene Substanz ist, gibt es bei der Behandlung keinerlei Allergierisiko, weil kein einziges körperfremdes Molekül in den Körper gelangt.

Bei der üblichen Verödungsmethode mit Polidocanol (Aethoxysklerol®), welches sowohl als Flüssigkeit wie auch als Schaum (bei größeren Krampfadern) injiziert wird, kann es durchaus zu allergischen und vielen anderen unerwünschten Reaktionen kommen. Auch wenn diese nicht so häufig sind – warum sollte man sich diesen Risiken aussetzen? Warum sollte man eine körperfremde, toxische Substanz in den Körper spritzen, wenn es eine Lösung gibt, die aus einer körpereigenen Substanz – aus körpereigenen Molekülen (NaCl und H_2O) – besteht und mindestens eine genauso gute und dauerhafte Verödung bewirkt?

Die biologisch-sanfte Krampfaderentfernung ist also für Menschen, die keine Narkose vertragen, und für Allergiker die Methode der Wahl, weil es kein Narkose- oder Allergierisiko gibt.

Kein Risiko von Nerven- oder Lymphgefäßverletzungen.

Das Risiko von Nerven- oder Lymphgefäßverletzungen sollte man bei Krampfaderoperationen nicht unterschätzen. Unsere Patienten zeigen uns oft die Stellen, an denen nach einer Operation ein Taubheitsgefühl an der Innen- oder Außenseite des Unterschenkels oder anderswo aufgetreten und seither nicht mehr zurückgegangen ist. Das behindert zwar nicht die Funktionsfähigkeit des Beines, ist aber für die Betroffenen doch sehr unangenehm. Werden größere Lymphgefäße verletzt, bleibt das darunter liegende Gebiet oft geschwollen (sogenanntes Lymphödem).

Die genannten Nebenwirkungen können sowohl beim Stripping als auch – wenn auch seltener – bei der Laser- oder Radiowellentherapie von Krampfadern auftreten.

Bei der biologisch-sanften Krampfaderentfernung hingegen besteht kein Risiko von Nerven- oder Lymphgefäßschädigungen

Kein Lungenembolierisiko

Das Lungenembolierisiko nach Krampfaderoperationen wird in Statistiken mit unter einem Prozent angegeben. Das klingt nicht besonders viel. Doch uns allein sind 27 Fälle von tödlicher Lungenembolie nach Krampfader-OP bekannt. Diese Fälle wurden uns von Patienten berichtet, die dadurch nächste Angehörige verloren hatten und sich nach diesem Schockerlebnis nicht mehr operieren lassen wollten. Sicherlich sind das Einzelfälle, aber sie zeigen doch die Risiken auf – trotz Heparinspritzen (sogenannten Bauchspritzen), die heutzutage nach jeder Krampfader-OP Routine sind. Heparinspritzen bieten wohl einen gewissen Schutz, können aber nicht sicher eine Thrombose mit anschließender Lungenembolie verhindern, wie diese Fälle zeigen. Und warum sind Lungenembolien bei Operationen so häufig? Weil dabei so viele gesunde Venenverbindungen abgerissen werden, dass ein großes Verletzungsgebiet entsteht, mit heftigen Einblutungen und der Notwendigkeit des Körpers, dort blutstillend tätig zu sein.

Die genannten 27 Todesfälle sind vielleicht nicht repräsentativ, da Angehörige, die einen solch tragischen Fall miterlebt haben, sicherlich eher nach einer Alternative zur OP suchen und dadurch zu uns gefunden haben. Aber wenn es eine harmlose Alternative wie die Kochsalztherapie gibt, ist jeder einzelne dieser tragischen Vorkommnisse zu viel.

Bei der Laser- oder Radiowellentherapie ist das Lungenembolierisiko möglicherweise geringer – kann aber nicht ausgeschlossen werden, da auch hier eine starke Schädigung der umliegenden gesunden Venen stattfindet, die dann womöglich locker sitzende Thrombosen entwickeln.

Bei der Krampfaderbehandlung mit Kochsalzlösung ist bei über 100.000 Behandlungen (Prof. Linser, Dr. Bruker und in unseren Praxen) noch keine einzige Lungenembolie aufgetreten.

Keine Narbenbildung

Die Narbenbildung ist bei einer Krampfader-OP eines der größten Probleme. Man sollte sich einmal plastisch vorstellen, was da eigentlich wirklich passiert. Stripping heißt übersetzt: »herausziehen«, ein reichlich schönfärberisches Wort.

Was da tatsächlich abläuft, wird besser mit dem Wort »herausreißen« beschrieben. Die Krampfader ist schließlich Teil des Beines und rundherum fest mit dem Bein verwachsen. Versuchen Sie, irgendwo an Ihrem Körper auch nur ein winziges Teilchen herauszureißen. Oder stellen Sie sich vor, dass Sie sich in den Finger geschnitten haben – eine kleine Wunde. Und jetzt stellen Sie sich vor, es wird Ihnen eine ein Meter lange Vene mit einem Durchmesser von einem halben bis einem Zentimeter aus dem Bein herausgerissen. Stellen Sie sich das nur einen Augenblick lang konkret vor. Die Krampfader ist umgeben von feinsten Nerven- und Lymphgeflechten sowie von vielen Einmündungen von Seitenästen, die natürlich mit dem Rest des Beines verbunden sind und alle mit herausgerissen werden.

Ich glaube, dass sich kaum noch jemand die Krampfadern herausreißen lassen würde, wenn er vorher einmal zugeschaut hätte, wie das tatsächlich abläuft. Wir haben das beide im Rahmen unserer Ausbildung vielfach mit angesehen und wissen, wovon wir sprechen.

Wenn die Krampfader dann entfernt ist, bleibt wie ein riesiger Krater eine stark blutende Wunde zurück. Wenn die Narkose nachlässt, kann man sich vorstellen, welche Schmerzen die meisten mit einer derartigen Wunde im Bein haben – vor allem, wenn sie genötigt werden, sofort aufzustehen und herumzugehen, damit sie keine Thrombose bekommen.

Langsam heilt natürlich jede Wunde ab, auch wenn es einige Wochen dauert. Danach aber gibt es ein anhaltendes Problem, das im Laufe der Jahre verschiedene Komplikationen nach sich ziehen kann.

Eine große Wunde heilt mit einer großen Narbe ab. Das ist nicht zu verhindern, was sich die meisten Menschen aber nicht klarmachen. Sie sehen – nachdem ein riesiger Bluterguss nach einigen Wochen langsam vom Körper abgebaut wurde – nur noch relativ kleine Narben von den Einschublöchern der Stripping-Sonden. Das sieht oberflächlich betrachtet relativ harmlos aus. Aber eben nur auf den ersten Blick, denn unter der Haut bildet sich nun da, wo vorher die Krampfader gesessen hat, eine große Narbe.

Damit ist es leider immer noch nicht abgetan. Diese große Narbe zieht sich im Laufe von Monaten und Jahren weiter zusammen, umliegende Nerven, Lymphgefäße oder Venen geraten in den Sog der sich zusammenziehenden Narbe und werden verengt oder abgeklemmt. Durch abgeklemmte Venen wird die Durchblutungssituation des Beines immer schlechter und es können sich schnell wieder neue Krampfadern bilden. Durch eingeschnürte Nerven können Jahre nach einer Krampfaderoperation Schmerzen im Bereich der ehemaligen Krampfader auftreten. Durch verengte Lymphgefäße kann sich ein Ödem entwickeln. Das ist aber nicht der einzige negative Aspekt von Narben. Narben sind ein Notgewebe, ein Reparaturgewebe: wenig durchblutet, hart und unflexibel.

Aus der Neuraltherapie wissen wir, dass jede kleine Narbe ein Störfeld ist. Durch die Einspritzung von Procain in das Narbengewebe kann man die Narbe auflockern und entstören. In einem Fall war es so, dass eine zwei Zentimeter lange Narbe bei einer Migränepatientin in der Kniekehle (im Verlauf des Blasenmeridians) auf diese Weise neuraltherapeutisch behandelt wurde. Die Migräne verschwand nach einer Viertelstunde vollständig und trat auch in der Folgezeit nicht mehr auf. Für Neuraltherapeuten sind solche und ähnliche Phänomene alltäglich. Sie kennen aus der täglichen Praxis die enormen Langzeitschäden von Narben.

Kleine Narben sind häufig die Ursache für große Beschwerden an ganz anderen Stellen des Körpers. Nun stellen Sie sich die riesige Wunde und die Narbe vor, die entsteht, wenn eine Krampfader herausgerissen wird. Im weiteren Verlauf bildet sich anstelle der entfernten Krampfader unsichtbar unter der Haut ein gigantisches Störfeld mit unabsehbaren Folgen. Wir sehen vereinzelt Patienten, die schon acht Mal gestrippt worden waren, bevor sie zur biologisch-sanften Krampfaderentfernung zu uns kamen. Einige hatten über 50 kleine Narben von den Einschublöchern der Strippingsonden. Unter der Haut befinden sich dann ausgedehnte Narbenplatten. Das ist verheerend für den Energiefluss im Körper.

Keine Blockade in den Meridianverläufen am Bein

Über das Bein verlaufen der Magen-, Gallenblasen-, Blasen-, Leber-, Nieren- und der Milzmeridian. Am häufigsten betroffen sind der Leber-, der Milz- und der Nierenmeridian, die an der Innenseite des Beines liegen, weil hier auch oberflächlich die VSM *(Vena saphena magna* = große Rosenvene) durchzieht, die von allen Venen am häufigsten zur Krampfader entartet. Am zweithäufigsten ist der Blasenmeridian betroffen, der an der Rückseite des Beines seine Bahn zieht. An der Rückseite des Unterschenkels deckt sich seine Lage mit der der VSP *(Vena saphena parva* = kleine Rosenvene) , die am zweithäufigsten von allen Venen zur Krampfader entartet. Der Gallenblasenmeridian verläuft an der Außenseite des Beines und der Magenmeridian an der Vorderseite des Beines. Durch Narbenbildungen im Verlauf dieser Meridiane können Fehlfunktionen in den entsprechenden Organen und Körperteilen auftreten.

Der elektromagnetische Fluss durch die Ionenpumpe der Zellmembranen ist gehemmt. Der Biophotonenaustausch (Lichtenergieaustausch) zwischen den Zellen funktioniert nicht mehr richtig. Die Feinkommunikation unter den Zellen ist also erheblich eingeschränkt. Der menschliche Körper ist bis in die feinsten Ebenen der Zellen und Zellorganellen hinein ein höchst sensibles und fein aufeinander abgestimmtes System, das durchgängig intakt bleiben sollte, um keine schädlichen Einflüsse auf den Menschen zu nehmen.

Wir sollten also bei der Krampfaderentfernung eine Methode wählen, die diese fein abgestimmten Regulationsmechanismen nicht beeinträchtigt. Wenn es eben geht, sollten wir Schnitte und damit Narben vermeiden.

Großflächige Vernarbungen unter der Haut, an der Innenseite des Oberschenkels, sind nach einer Stripping-OP häufig, weil dort die *Vena saphena magna,* die große Rosenvene, verläuft – wie schon erwähnt – die Vene, die am häufigsten zur Krampfader entartet.

Keine Schädigungen der Nerven

An der Innenseite des Oberschenkels gibt es sehr viele sensible Nerven – sie gehört zu den erogenen Zonen, den empfindsamsten Stellen des menschlichen Körpers. Wenn es irgendwie geht, sollte man dort Narben und herabgesetzte Berührungsempfindlichkeit möglichst vermeiden. Denn durch Vernarbungen in diesem Bereich können nicht nur Beschwerden auftreten – es geht auch ein Stück Lebensfreude verloren.

Fazit: In über 90 Prozent aller Fälle werden Krampfadern operiert unter Inkaufnahme der oben geschilderten Risiken und Folgen.

Warum tun wir uns so etwas als Patienten eigentlich an, wenn wir es vermeiden könnten, weil eine viel sanftere Methode zur Verfügung steht? Wir glauben, dass sich in 50 Jahren niemand mehr seine Krampfadern herausreißen lassen wird – oder nur noch in Ausnahmefällen. Solche Eingriffe werden uns dann mittelalterlich vorkommen – »obsolet« heißt so etwas im Medizinerjargon. Verstehen Sie uns bitte nicht falsch: Wir haben nichts gegen Chirurgen. Im Gegenteil – wir schätzen sie sogar sehr. In den Fällen, die man gut operieren kann und soll, sind chirurgische Eingriffe ein Segen und durch keine andere Methode ersetzbar. Das gilt aber nicht für die Krampfadertherapie. Nicht zufällig erzählte uns neulich ein ehemaliger Oberarzt einer chirurgischen Abteilung (der gerade bei uns seine Ausbildung gemacht hat), dass damals bei den Morgenbesprechungen gelost werden musste, wer an diesem Tag »dran« war, die Krampfadern zu operieren. Weil man sich am liebsten um diese Aufgabe gedrückt hätte.

Die biologisch–sanfte Krampfaderentfernung hinterlässt keine Narben, keine Störfelder und keine herabgesetzte Sensibilität. Sie behindert nicht den freien Fluss des elektromagnetischen und Biophotoneninformationsaustausches zwischen den Zellen. Der Energiefluss in den Meridianen wird nicht behindert.

Was Krampfadern angeht, gibt es eine weit bessere Alternative! Viele Chirurgen wissen bedauerlicherweise nichts von dieser sanften Alternative bei der Behandlung von Krampfadern und wären oft dankbar, wenn sie eine Methode anwenden oder empfehlen könnten, die für den Patienten wesentlich schonender ist.

Kein Infektionsrisiko

Ein weiterer Aspekt, der gegen Krampfadernoperationen spricht, ist die Gefahr einer Infektion mit Krankenhauskeimen. In den letzten Jahrzehnten haben sich in unseren Krankenhäusern immer mehr multiresistente und aggressive Keime vermehrt. Besonders fatal ist die Ansteckung mit MRSA *(Methizillin-resistenter Staphylococcus aureus)* und ESBL-bildenden Stämmen von verschiedenen gram-negativen Bakterien (das sind Bakterien, die Schutzsubstanzen gegen Antibiotika aufgebaut haben und diese auch an andere Bakterienarten weitergeben).

Die Ursache für die Entstehung dieser gefährlichen Keime ist ein ständiger Kontakt der Erreger mit Desinfektionsmitteln und Antibiotika. Schon bei medizinisch eigentlich harmlosen Eingriffen können Patienten durch sie angesteckt werden. Eine Infektion mit diesen Keimen bedeutet dann für den betroffenen Menschen oft der Anfang eines großen Leidensweges mit vielen Operationen, Verlust einzelner Gliedmaßen und am Ende im schlimmsten Fall dem Tod, weil der Erreger einzelne Organe (Lunge, Niere, Herz) oder den gesamten Körper befallen kann.

Denken Sie nicht, dass es sich hier nur um eine Bagatelle handelt und nur wenige Menschen davon betroffen sind: In der *Ärztezeitung* vom 26. August 2010 wird berichtet, dass sich jährlich in deutschen Kliniken und Operationssälen zwischen 700.000 und einer Millionen Patienten mit gefährlichen Krankenhauskeimen infizieren – und bis zu 50.000 daran sterben. Das sind zirka fünfmal so viele Menschen als pro Jahr im Straßenverkehr tödlich verunglücken, und hundertmal mehr als an Aids sterben. Somit haben wir hier ein ganz massives Problem. Die gute Nachricht: Man kann diesem Infektionsrisiko sehr einfach aus dem Weg gehen, indem man unnötige Operationen vermeidet. Und die meisten chirurgischen Eingriffe an Krampfadern sind nicht notwendig.

Soweit es also möglich ist, sollte man sich von Operationssälen und Krankenhäusern fernhalten. Zudem sollten grundsätzlich Methoden und Verfahren eingesetzt werden, die nicht invasiv sind, bei denen nicht geschnitten wird und damit keine potenzielle Eintrittspforte für multiresistente Keime geschaffen wird.

Eine Infektion mit multiresistenten Keimen bei der biologisch-sanften Krampfaderentfernung ist ausgeschlossen, weil lediglich eine Injektion mit einer Kanüle erfolgt, aber nicht geschnitten wird.

Keine Stütz- oder Kompressionsstrümpfe

Die biologisch-sanfte Krampfaderentfernung ist die einzige Methode der Krampfadertherapie, bei der nach der Behandlung keine Stütz- oder Kompressionsstrümpfe getragen werden müssen – es sei denn aus anderen Gründen, zum Beispiel einer Herzschwäche.

Manchmal werden Kompressionsstrümpfe verordnet, um der Ausbildung von Krampfadern vorzubeugen. Grundsätzlich stehen wir auf dem Standpunkt, dass man als ersten Schritt der Krampfadertherapie die schon bestehenden Krampfadern am Bein durch Kochsalzeinspritzung entfernen sollte. Danach braucht man in den meisten Fällen keine Strümpfe mehr, mit denen der Blutabfluss aus dem Bein unterstützt werden muss. Dieser Eingriff hat auch vorbeugende Wirkung, denn Krampfadern entziehen dem Kreislauf Blut und führen zu Schwellungen und Abflussstörungen in den Beinen, die die Ausbildung neuer Krampfadern begünstigen.

Wenn Sie nach der Kochsalzeinspritzung noch weitere anhaltende Beschwerden haben sollten (Ödeme, Stauungs- oder Druckgefühl), sollten Sie es eher mit Bewegung versuchen: Venengymnastik, Nordic Walking, Joggen, Fahrradfahren, Schwimmen, Trampolinspringen usw. wirken sich günstig auf den ordnungsgemäßen Blutabfluss aus. Wenn Sie länger sitzen, sollten Sie die Beine hochlegen. Langes Stehen auf einem Fleck sollten Sie auch vermeiden. Weiterhin empfehlen sich Ausbürstungen oder Ausstreichungen der Venen und Krampfadern Richtung Herz, Kneippsche Beingüsse, Wassertreten und Barfußlaufen so oft und viel es geht.

Warm-kalte Wechselduschen der Beine empfehlen wir sehr (und machen diese auch selbst). Sie rufen ein angenehm leichtes und energetisches Gefühl im Bein hervor. Viele Patienten haben uns berichtet, dass entsäuernde und entschlackende Basenbäder ihnen große Erleichterung gebracht hätten. Den Badezusatz kann man als Pulver kaufen und damit Vollbäder oder Teilbäder für die Beine nehmen.

Wenn Sie Ihre Ernährung und Ihr Gewicht optimiert haben, Salz nur sehr sparsam verwenden und dann immer noch Stauungsbeschwerden haben, versuchen Sie es lieber mit den in diesem Buch im Kapitel »Ergänzende naturheilkundliche Maßnahmen der Krampfaderbehandlung« (ab Seite 98) angegebenen pflanzlichen und homöopathischen Mitteln, anstatt gleich zu drastischeren Arzneien zu greifen. Manche Menschen lehnen diese ab, weil sie gehört haben, dass sie nicht wirken. Vielen aber wurde damit geholfen. In diesem Buch lernen Sie alles kennen, was in der sanften Medizin als sinnvoll erscheint.

Erst wenn alle diese Maßnahmen keine Erleichterung gebracht haben, machen Sie einen Versuch mit Stützstrümpfen. Sie haben eine unterstützende Wirkung auf den Blutabfluss aus dem Bein. Sie können leicht an- und ausgezogen werden und bieten einen relativ guten Tragekomfort.

Wenn diese Wirkung aber nicht ausreichen sollte, bleibt Ihnen als letzte Möglichkeit noch, sich Kompressionsstrümpfe verschreiben zu lassen. Sie erzeugen einen größeren Druck auf das Bindegewebe als Stützstrümpfe. Es gibt sie in vier Stärkeklassen, und sie sollten je nach dem Krankheitsbild individuell angepasst werden, denn besonders die engen Kompressionsstrümpfe sind sehr unangenehm zu tragen, mitunter aber bei Emboliegefahr notwendig.

Viele Menschen gewöhnen sich mit der Zeit an Kompressionsstrümpfe, und wenn sie gut sitzen und dabei mithelfen, Beinschwellungen zu vermindern, werden sie mit der Zeit auch mit Überzeugung getragen. Für einige Menschen bleiben Kompressionsstrümpfe aber eine Qual. Glücklicherweise sind so schwere Krampfaderleiden sehr selten.

Vergleichsweise geringe Kosten

Im Vergleich zur Stripping-OP (ca. 1.500 bis 3.000 Euro pro Bein) und zur Laser- und Radiowellentherapie (ca. 1.500 bis 1.800 Euro pro Bein) sind die Kosten der biologisch-sanften Krampfaderentfernung eher gering: im Allgemeinen etwa 300 Euro pro Bein.

Nur in Ausnahmefällen, wenn sehr viele Krampfadersysteme an einem Bein vorhanden sind, braucht es zwei Behandlungen. Dann kostet die Zweitbehandlung ca. 150 Euro.

Die gesetzlichen Krankenkassen bezahlen in der Regel nur die Stripping-OP. Die anderen Verfahren gelten als Privatleistungen.

Die biologisch-sanfte Krampfaderentfernung wird von den privaten Krankenkassen übernommen, von den gesetzlichen Krankenkassen jedoch nur sehr selten. Sprechen Sie mit Ihrer Kasse und fragen Sie nach den Möglichkeiten einer Kostenübernahme.

Ausweg für oft operierte Krampfaderpatienten

Wir haben sehr viele Patienten behandelt – vor allem Frauen –, die schon sechs-, sieben- oder achtmal an ihren Krampfadern operiert worden waren. Wegen der vielen Narbenbildungen und Verwachsungen unter der Haut operieren Chirurgen ungern öfters als dreimal pro Bein. Wenn man dann ein weiteres Mal einen Eingriff durchführen muss, können die Nachteile durch die weiter zunehmenden Vernarbungen und Verwachsungen unter der Haut größer sein als die Vorteile einer erneuten Krampfaderentfernung (siehe mehr dazu im Kapitel «Keine Narbenbildung«, Seite 89 ff.).

Spätestens nach der vierten Stripping-OP an einem Bein werden Kompressionsstrümpfe gegen die Beschwerden der erneut aufgetretenen Krampfadern empfohlen. Die müssten dann – da ja nicht mehr operiert werden kann – für den Rest des Lebens getragen werden. Aber für die meisten Menschen, die sonst noch gesund und vital sind, ist diese Vorstellung ein wahrer Albtraum.

Praktisch alle, die schon so häufig operiert worden sind, sind es leid, sich dauernd mit den Folgen von Krampfaderoperationen auseinandersetzen zu müssen. Sie wollen keine erneute Narkose und Operation. Und sie haben genug von den Kompressionsstrümpfen.

Besonders im Sommer ist das Tragen von Kompressionsstrümpfen für die meisten Menschen fast unerträglich. Man schwitzt darunter, es bilden sich unangenehme Gerüche, oft tritt Juckreiz auf. Es gibt auch häufig Kontaktallergien gegen die elastischen Synthetikfasern.

Hier bietet die biologisch-sanfte Krampfaderentfernung einen idealen Ausweg aus dem Dilemma. Ohne zusätzliche Vernarbung und ohne Narkose können die erneut aufgetretenen Krampfadern entfernt werden.

Kürzere Erholungszeiten

Im Vergleich zur Operation sind die Erholungszeiten im Allgemeinen halb so lang oder noch kürzer. Man kann hier natürlich immer nur gleich große Krampfadern bei etwa gleichaltrigen Menschen vergleichen – und auch dann kann es noch große individuelle Unterschiede geben.

Damit sind auch die Arbeitsausfallzeiten erheblich verkürzt. Meistens können Patienten mit mittelgroßen Krampfadern am nächsten Tag schon wieder arbeiten – wobei die Schwere der Arbeit im Hinblick auf die Beinbelastung natürlich auch berücksichtigt werden muss. Volkswirtschaftlich gesehen sind die Kosten, die durch Arbeitsausfälle und Krankschreibung entstehen, erheblich niedriger. In vielen Fällen entsteht überhaupt keine Beeinträchtigung der Arbeitskraft. Wie stark Sie die Folgen der Krampfaderbehandlung spüren, hängt vom Ausmaß des Leidens ab. Waren sehr viele Krampfadern auf einmal zu sanieren, empfehlen sich ein paar Ruhetage, in denen der Körper sich durch eine Entzündungsreaktion mit den behandelten Krampfadern beschäftigt. Bei kleineren Krampfadern werden Sie nach der Behandlung keine Beschwerden haben.

Sie sehen schon an dieser Zusammenstellung: Die biologisch-sanfte Krampfaderentfernung ist aus der Perspektive einer größtmöglichen Schonung des Patienten und der Risikominimierung konkurrenzlos im Vergleich zu allen anderen Methoden der Krampfaderbehandlung. Wir wünschen uns, dass in unserer Gesellschaft ein Umdenkprozess stattfindet, sodass baldmöglichst viele Menschen mit dieser Methode behandelt werden können.

Ergänzende naturheilkundliche Maßnahmen der Krampfaderbehandlung

Pflanzenheilkunde

Nach der naturheilkundlichen Erfahrungslehre zeigen folgende Pflanzen bzw. Pflanzenauszüge bei vielen Menschen eine gute Wirkung bei Krampfaderbeschwerden.

Ebereschenmus

Appetitlosigkeit, Magenverstimmung – senkt den Druck im Bauch.

Vogelbeeren mit wenig Wasser weich kochen, durch ein Sieb geben, mit gleicher Gewichtsmenge Zucker versetzen, mit einem Schuss Weißwein würzen, dick kochen.
Zum Frühstück als Marmeladenersatz auf das Brot geben.

Durch den Rückgang von Luft im Darm wird der Druck im Bauchraum gesenkt und Dick- und Dünndarm (immerhin zusammen fast zehn Meter) drücken nicht mehr auf die große Hauptvene im Bauch, durch die das venöse Blut aus den Beinen zum Herzen fließt.

Kapuzinerkresse

Gegen Darmpilze – senkt ebenfalls den Druck im Bauch.

5 Blüten in den Salat streuen.

Sinnvoll, wenn die Ursache von Blähungen ein Darmpilz ist. Die Hauptvene im Bauch wird nicht mehr verengt – und das Blut kann wieder besser aus den Beinen abfließen.

Erdrauch

Bei krampfartigen Oberbauchschmerzen mit Verstopfung – senkt ebenfalls den Druck im Bauch.

1 TL Kraut mit 250 ml kaltem Wasser übergießen, zum Sieden erhitzen, 10 Minuten ziehen lassen, abseihen, 3 Tassen täglich trinken.

Dosierung: Die Tees können Sie kombinieren und über den Tag verteilt über vier Wochen trinken. Die Nahrungszusätze bauen Sie einfach in Ihre Kost ein.

Raute

Diese alte Heilpflanze gilt als giftig, da sie bei hoher Dosierung bei Schwangeren durch Erhöhung der Blutzufuhr zur Gebärmutter Aborte auslösen kann. Dieses Heilwissen hat viele Kräuterkundige des Mittelalters dazu bewegt, Rautentee als Abtreibungsmittel einzusetzen. Dadurch ist diese Pflanze in Verruf gekommen, die bei normaler Dosierung unbedenklich eingenommen werden kann. Die Raute gehört zu den Heilpflanzen, mit denen sich der Druck im Bauch vermindern lässt, was sehr stark gegen die Krampfaderbildung hilft. Günstig sind ihre Inhaltsstoffe Furanocumarin, das blutverdünnend wirkt, und das gefäßtonisierende Rutin.

Rautentee wird so zubereitet: 1 Teelöffel Raute mit 250 ml heißem Wasser übergießen, fünf Minuten ziehen lassen, abseihen, über den Tag verteilt trinken. Schwangere sollten von dieser Kur absehen.

Folgende Produkte befinden sich derzeit am Markt: keine.

Weißdorn

Gegen Herzschwäche – verbessert die Zirkulation in den Beinen.

2 TL Weißdornblüten mit 250 ml kochendem Wasser übergießen, 20 Minuten ziehen lassen, abseihen, 3 Tassen täglich trinken über 3 Wochen.

Vor allem bei einer Neigung zu Ödemen aufgrund einer Herzschwäche ist dieses Mittel sinnvoll zusammen mit einer salzarmen Kost.

Buchweizen

Der Buchweizen ist ein einjähriges Kraut, das bei uns schon seit dem Mittelalter als Getreideersatz auf kargen Böden angepflanzt wird. Das Kraut enthält bis zu acht Prozent Rutin, ist reich an Flavonoiden und zahlreiche Mineralstoffen. All das unterstützt die Stabilität der Venenwand und hilft gegen Krampfaderbildung. Man kann das Kraut als Tee zubereiten. Angenehmer aber ist es, den Buchweizen in die Nahrungskette einzubauen. Von Buchweizengrütze bis zur Beigabe beim Kochen oder als Mehlersatz bieten sich hier in der Küche viele Möglichkeiten.

Buchweizen-Tee wird so zubereitet: 2 Teelöffel Buchweizenkraut mit 250 ml heißem Wasser übergießen, eine Minute köcheln lassen, dann vom Herd nehmen, 15 Minuten ziehen lassen, abseihen, 3 Tassen täglich trinken.

Folgendes Produkt befindet sich derzeit am Markt:

Fagorutin® Buchweizen-Tee

Wiesenknopf

Sie finden diese zierliche, mit einer rotbraunen knopfartigen Blüte aus den Gräsern hervorragende Pflanze in ungedüngten Wiesen. Der Wiesenknopf ist als Arzneimittel schon im Kräuterbuch des Matthiolus aus dem 16. Jahrhundert erwähnt und wurde vor allem als blutstillendes Mittel, deshalb auch bei Blutungsneigung der Krampfadern, verwendet.

Wiesenknopf-Tee wird so zubereitet: 2 Teelöffel Kraut mit 250 ml kochendem Wasser übergießen, 10 Minuten ziehen lassen, abseihen, über den Tag verteilt trinken.

Folgende Produkte befinden sich derzeit am Markt: keine.

Mäusedorn

Der Mäusedorn, eine immergrüne, stachlige Pflanze mit roten Beeren, wurde schon in der Antike als Nahrungsmittel und Arznei genutzt. Die Wurzel ist wohlschmeckend und erinnert an Spargel. Abkochungen davon sind harntreibend.

Der Mäusedorn wurde aufgrund seiner positiven Wirkung bei Venenleiden im Jahr 2002 zur Arzneipflanze des Jahres gekürt. Medizinisch wirksam sind offenbar die Saponine Ruscogenin und Neoruscogenin.

Mäusedorn-Tee wird so zubereitet: einen Esslöffel des Krauts mit einem Liter kochendem Wasser übergießen, 20 Minuten ziehen lassen, abseihen, den Tee in eine Thermoskanne füllen und über den Tag verteilt trinken.

Folgende Produkte befinden sich derzeit am Markt:

Cefadyn® Filmtabletten

Fagorutin® Ruscus Kapseln

Mariendistel

Diese in Asien und Südeuropa heimische stachlige Pflanze mit den purpurroten Blüten und weißgrün marmorieren Blättern wird in der Volksmedizin, aber wegen ihres hohen Silymaringehaltes auch von manchen Schulmedizinern zur Stärkung der Leberfunktion verschrieben.

Der Tee wird von alters her auch bei Krampfadern gegeben. Sollten diese mit Geschwüren einhergehen, streut man auch gerne den pulverisierten Samen der Mariendistel direkt in den Geschwürsgrund oder macht feuchte Umschläge.

Mariendistel-Tee wird so zubereitet: einen Esslöffel des Krauts oder der Früchte mit einem Liter kochendem Wasser übergießen, 20 Minuten ziehen lassen, abseihen und den Tee in eine Thermoskanne füllen und über den Tage verteilt trinken.

Folgende Produkte befinden sich derzeit am Markt:

- Alepa forte Kapseln
- Ardeyhepan® Tabletten
- Biocellfax® Hartkapseln
- Carduus marianus Kapseln
- Cefasilymarin® Filmtabletten
- Hegrimarin® mite 83 Hartkapseln
- HepaBesch® Hartkapseln
- hepaloges® S Kapseln
- Hepar-Pasc® Filmtabletten
- Hepatos Mariendisteldragees
- Heplant® Filmtabletten
- Lagosa® Kapseln
- Legalon® forte Kapseln
- Legalon® Protect Madaus
- Phytohepar® Weichkapseln
- SE Mariendistel Filmtabletten
- Silibene® 140 Filmtabletten
- Silibene® 200 Kapseln
- Silicur® Hartkapseln
- Silimarit® Weichkapseln
- SILVAYSAN Kapseln
- Silymarin AL 110 Hartkapsel
- Silymarin-CT/forte-CT Hartkapseln
- Silymarin STADA® 117 mg Hartkapseln
- Silymarin STADA® 167 mg Hartkapseln

Steinklee

Der Steinklee ist eine zweijährige Staude mit zahlreichen gelblichen Blüten, die in steinreichen Gegenden, vor allem auf kiesigen Schuttplätzen gedeiht und intensiv nach Cumarin duftet. Sie enthält Melilotin, eine Vorstufe von Cumarin, außerdem zahlreiche Saponine, Gerbstoffe und Flavonoide. Sie wirkt adstringierend (zusammenziehend auf die Venenwände).

Steinklee-Tee wird so zubereitet: 2 Teelöffel Kraut mit 250 ml kochendem Wasser überbrühen, 10 Minuten ziehen lassen, abseihen, über den Tag verteilt trinken.

Folgende Produkte befinden sich derzeit am Markt:

- Meli Rephastasan® Flüssigkeit
- Phlebodril® mono Kapseln

Weinreben und Weintrauben

Weinrebenextrakt hat sich in mehreren Studien als wirksam bei Venenschwäche erwiesen. Menschen, die Weinrebenextrakt einnahmen, haben weniger geschwollene Beine, sowohl im Bereich der Waden als auch der Knöchel, und müssen keine Stützstrümpfe tragen. Offensichtlich verbessert das Extrakt den Blutfluss durch die Venen und dichtet sie gegen ein Austreten von Flüssigkeit ab.

Traubenkernöl und Traubenkernextrakt sind in den letzten Jahren vermehrt von amerikanischen Firmen als Nahrungsergänzungsmittel gegen eine große Anzahl von Krankheiten angeboten worden, darunter auch bei Krampfadern. Man macht dafür den hohen Gehalt an Proanthocyaniden in den Traubenkernen verantwortlich, die bei der Weinherstellung bislang als Abfall übrig blieben. Traubenkerne verhindern im Laborexperiment den Abbau von Kollagen, Knorpel und von elastischen Fasern und dichten im Tierexperiment die Venenwand ab, so dass es weniger zu Schwellungen kommt.

All das müsste sich positiv bei Krampfadern auch beim Menschen auswirken, was allerdings noch nicht durch Studien bewiesen ist. Außerdem wirken Proanthycanide »blutverdünnend« wie Aspirin, indem sie die Verklebungsneigung der Blutplättchen mindern, wodurch es nicht so leicht zu Gerinnselbildung kommt.

Nimmt man Traubenkernextrakt als Nahrungsergänzungsmittel ein, muss man bei der gleichzeitigen Einnahme von Blutverdünnern wie Marcumar vorsichtig sein, denn es kann hier zu einer Wechselwirkung und verstärkter Blutungsneigung kommen.

Weinrebenblättertee wird so zubereitet: 1 Esslöffel zerschnittene Blätter mit einer Tasse heißen Wassers übergießen, zehn Minuten ziehen lassen und dann abseihen. Drei Gläser täglich trinken.

Folgende Produkte befinden sich derzeit am Markt:

- Antistax® Venenkapseln
- Antistax® extra Venentabletten
- Antistax® Venentropfen

Rosskastanien

Der Kastanienbaum ist jedermann bekannt. Als Droge dienen seine Samen, gelegentlich auch die Blüten, Blätter oder Rinde. Als wirksamen Inhaltsstoff hat man das Aescin, ein Saponin, erkannt. Darüber hinaus sollen auch Gerbstoffe und Flavonglykoside gegen Krampfadern helfen. Rosskastanientee wird traditionell gegen Hämorrhoiden und Krampfadern verwendet.

Eine Übersicht über 56 Studien, die mit Rosskastaniensamen gemacht wurden, bezeugt die große Wirksamkeit dieser Therapie bei Venenschwäche. Krampfaderbeschwerden lassen sich dadurch mildern, aber auch »dicke Beine« werden unter Rosskastanientherapie schlanker, und das bei einem Großteil der Patienten. Außer allergischen Reaktionen wurden ernsthafte Nebenwirkungen nur in Fällen beobachtet, in denen Aescin in die Vene oder in die Muskulatur gespritzt wurde.

Rosskastanientee wird so zubereitet:

2 Teelöffel Roßkastanienblätter mit 250 ml heißem Wasser übergießen, zehn Minuten ziehen lassen, mit Honig süßen, über den Tag verteilt trinken. Folgende Produkte befinden sich derzeit am Markt:

- Aescorin® forte Kapseln
- Aescusan® 20 Filmtabletten
- Aescusan® retard 50 Retardtabletten
- Aescuven® forte Dragees
- Essaven® Kapseln
- Heweven Phyto Venendragees
- Hoevenol® Kapseln
- Noricaven® retard Retardtabletten
- Plissamur® Dragees
- SE Rosskastanie Retardtabletten
- Venen-Tabletten STADA® retard Retardtabletten
- Venentabs retard-ratiopharm
- Venen-Tropfen N
- Veno-biomo® retard 50 mg
- Venoplant® retard S
- Venopyronum® retard
- Venoruton® retard Rosskastanie
- Venostasin® retard Retardkapseln
- Venostasin S Retardkapseln

Führen Sie die gewählte Pflanzenkur drei Monate lang durch. Sie können sich entweder den Tee zubereiten oder auch eines der am Markt befindlichen Produkte in der Dosierung einnehmen, die Sie der Packungsbeilage entnehmen.

Schüßler-Salze

Wie kann man die sanften energetischen Arzneien dieser Heilmethoden am besten benutzen? Wir halten es für vernünftig, einen Patienten bei der ersten Begegnung durch Antlitzdiagnostik, Körper- und Zungendiagnostik als ersten Schritt nach Mineralstörungen einzustufen. Denn er kann nach unserer Erfahrung dann mit Schüßler-Salzen oder anderen homöopathischen Mineralsalzen nicht nur Störungen im Gesicht, sondern auch seine Krampfadern bekämpfen. Störungen des Mineralhaushaltes zeigen sich als Spuren im Gesicht, auf der Haut, aber auch in der Form der Gliedmaßen und des Körpers und können zumindest eine Teilursache der Krampfadern sein. Es ist unsere feste Überzeugung, dass man einen Gutteil dieser Mineralstörungen mithilfe der so genannten Schüßler-Salze beheben kann, das sind winzige Spuren homöopathischer Salze. Aber auch Eisen, Zink, Kupfer, Selen und andere Mineralien in höherer Konzentration haben hier ihre Bedeutung, und das insbesondere in natürlicher, organischer Form.

Stellen Sie sich also vor den Spiegel und prüfen Sie, ob Sie auf dem Unterlid in der Nähe des inneren Augenwinkels kleine Fältchen finden, die sich überkreuzen. Falls ja, nehmen Sie Schüßler-Salz Nr. 1, Calcium fluoratum D12. Dazu würde auch passen, dass die Spitzen Ihrer Zähne glasig durchscheinen.

Wie sieht es mit Ihren Falten aus? Wenn diese vom äußeren Augenwinkel horizontal nach außen ziehen, sind Sie wahrscheinlich ein Natrium-Typ, der die Schüßler-Salze Nr. 8 Natrium chloratum D6 und Nr. 10 Natrium sulfuricum D6 benötigt. Verlaufen diese auf die Wange hinunter, brauchen Sie eher Nr. 11 Silicea D12.

Schüßler-Salz-Kur gegen Krampfadern

Oder wollen Sie es einmal mit folgender Kur versuchen? Dabei lutschen Sie drei Monate lang je fünf Stück hintereinander über den Tag verteilt von

- Nr. 1 Calcium fluoratum D12
- Nr. 3 Ferrum phosphoricum D12

- Nr. 8 Natrium chloratum D6
- Nr. 10 Natrium sulfuricum D6
- Nr. 11 Silicea D12

Schüßler-Salze sind preisgünstig und in der Apotheke rezeptfrei erhältlich. Machen Sie vor und nach der Kur ein Foto Ihrer Beine. Das Gedächtnis des Menschen für die Ausprägung von Krampfadern ist sehr kurz, und Sie wollen ja objektiv bleiben. Wenn Sie eine bedeutsame Veränderung merken, lohnt es sich, die Kur auf ein Jahr auszudehnen. Danach können Sie so lange Pause machen, bis Sie wieder eine Zunahme der Krampfaderneigung bemerken.

Homöopathische Heilmittel

Bei der Homöopathie ist es schwierig, selbständig ein geeignetes Heilmittel zu finden. Es gibt mittlerweile 5.000 bekannte Homöopathika. Darunter das richtige zu finden, gleicht der Suche nach einer Nadel im Heuhaufen. Einen Anhaltspunkt aber haben Sie: Nämlich, was die Krampfader mit Ihnen macht. Welche Empfindung sie auslöst. Wir haben Ihnen hier zehn Arzneien herausgesucht.

Wenn Sie Ihre Beschwerden mit den hier geschilderten Symptomen in Deckung bringen können, lohnt es sich, die Arznei zu versuchen. Sie nehmen dabei drei mal fünf Kügelchen in der Potenz D12 täglich ein und sollte schon innerhalb der ersten Tage bemerken, dass die Beschwerden nachlassen. Dann schlägt die Arznei bei Ihnen an und sollte über drei Monate genommen werden, damit die Krampfadern auch Zeit haben, sich zurückzubilden.

Wählen Sie also eine Arznei unter den folgenden aus:

Acidum fluoricum D12

Denken Sie an diese Arznei, wenn die Krampfadern in der Wärme zu schmerzen beginnen. Die Krampfadern sind eher auf dem linken Bein zu finden und neigen zur Geschwürbildung.

Arsenicum album D12

Die Krampfadern finden sich vor allem im Unterschenkelbereich und entzünden sich leicht. Relativ schnell können Geschwüre und Thrombosen entstehen. Krampfadern, die nachts brennende Beschwerden machen, sind ein deutlicher Hinweis auf dieses Mittel.

Carbo vegetabilis D12

Diese Krampfadern spüren Sie mitunter erst dann, wenn es schon zu einer Thrombose gekommen ist.

Causticum D12

Hier bilden die Krampfadern eher ein Netzwerk unter der Haut. Sie müssen mit Schmerzen rechnen, typischer aber sind ein Jucken und ein Gefühl von Wundheit.

Hamamelis D12

Wenn Sie Ihre Krampfadern im Auto spüren, wenn es über holpriges Gelände geht, sollten Sie an diese Arznei denken. Die Krampfadern haben sich sowohl am Oberschenkel als auch am Unterschenkel gebildet und sind sehr empfindlich, sodass es mitunter schon zu Blutungen gekommen ist. Auch Entzündungen kommen vor. Die Beschwerden sind eher stehend diskret, doch wenn Sie mit dem Finger darauf drücken, schmerzen sie stärker. Die Krampfadern können bläulich verfärbt sein.

Lachesis D12

Die Krampfadern schwellen während der Monatsblutung an. Sie sind sehr berührungsempfindlich, können jucken und sich sehr schnell entzünden. Dann kommt es oft auch zu einer Thrombose. Mitunter bilden sie feine Netzwerke. Manchmal sind sie erst entstanden, weil in der Umgebung operiert worden oder eine Blutabnahme erfolgt ist. Wer auffallende Krampfadern auf den Füßen hat, sollte diese Arznei probieren.

Lycopodium D12

Diese Krampfadern schmerzen häufig, und das eher auf eine stechende, manchmal drückende Art. Sie sind schlank und haben eher dünne, muskelarme Beine. Die Beschwerden treten eher nachmittags ab vier Uhr ein und können am Abend stark sein.

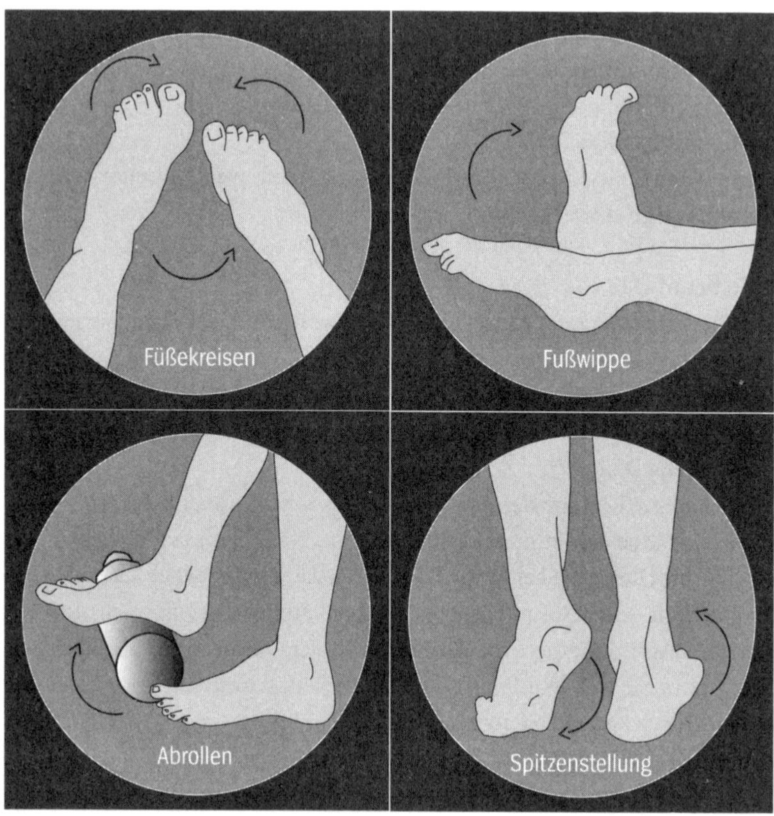

Tipp: Übungen für »zwischendurch«: Das mit Zellausscheidungsprodukten überladene und übersäuerte Blut fließt schnell ab und schon nach zwei Minuten werden sich Ihre Beine wohltuend belebt und leicht anfühlen.

Millefolium D12

Hier müssen Sie mit häufigen Schmerzen rechnen, vor allem in der Schwangerschaft. Auch hellrote Blutungen aus der Krampfader können in dieser Zeit auftreten.

Pulsatilla D12

Die blau durchscheinenden Krampfadern schwellen während der Monatsblutung an und nehmen während der Schwangerschaft deutlich zu. Mitunter bluten sie auch. Die Krampfadern können sich auch auf die Füße erstrecken.

Zincum D12

Hier finden sich vor allem im Bereich des Oberschenkels schmerzhafte Krampfadern. Es fällt Ihnen auch mitunter ein Zucken der Muskulatur bei den Beschwerden auf. Sie sind verkrampft und körperlich unruhig.

Basenstrümpfe

Basenstrümpfe werden in eine Lösung von Basenpulver und Wasser getaucht, ausgewrungen und angezogen. Darüber wird ein zweites Paar Baumwollstrümpfe gezogen. So erzielt man ganz entspannt über Nacht einen wundervollen Entsäuerungeffekt. Die Beine fühlen sich am Morgen wundervoll leicht und entspannt an. Viele Patienten hatten nach mehrmonatiger Anwendung sogar eine deutliche Abblassung ihrer Besenreiser bemerkt. Basenstrümpfe werden von verschiedenen Herstellern im Set angeboten.

Da die meisten Menschen mehr oder weniger übersäuert sind, empfehlen wir auch Basenbein- oder Vollbäder zur Entsäuerung und für das allgemeine Wohlbefinden.

30 Fragen aus der täglichen Praxis

1. Wie lange besteht Arbeitsunfähigkeit?

Bei kleineren und mittelgroßen Krampfadern können die meisten Menschen am nächsten Tag wieder arbeiten. Da wir auch nicht genau voraussehen können, wie der Körper reagiert, empfehlen wir einfach nachzuspüren, ob man arbeiten kann. Wenn es nicht geht, gibt es vonseiten der Hausärzte keine Probleme mit der Krankschreibung. Wenn Hausärzte die behandelte Krampfader sehen, wundern sie sich meistens nur über die Kürze der Krankschreibung. Sie sind von der Stripping-OP deutlich längere Ausfallzeiten gewohnt.

2. Ist die Methode auch für jüngere Patienten geeignet?

Gerade auch für jüngere Patienten ist die Methode sehr gut geeignet. Sie haben meist kaum Beschwerden, und die Krampfader ist oft schon nach zwei bis drei Monaten – manchmal schon nach wenigen Wochen – vollkommen verschwunden.

3. Gibt es auch Krampfadern, die man nicht behandeln kann?

Das ist äußerst selten. Jedoch gibt es Krampfadern, die relativ schnell wiederkommen. Da ist es dann egal, welche Methode Sie anwenden. Sie kommen auf jeden Fall wieder. Die Krampfadern sind nach einem halben bis zu einem Jahr schon wieder zu sehen. Auch in diesem Fall ist die biologisch-sanfte Krampfaderentfernung die ideale Methode, weil sie so oft angewendet werden kann wie nötig, ohne Gewebeschädigungen wie Narben und Verwachsungen mit all ihren Folgen zu hinterlassen.

4. Können beide Beine gleichzeitig behandelt werden?

Grundsätzlich sollte nur ein Bein behandelt werden, weil erfahrungsgemäß der Heilungsverlauf deutlich schneller und schonender abläuft, wenn man nur ein Bein behandelt. Eine kleine Krampfader am anderen Bein kann man jedoch mitbehandeln.

5. Wie oft kann mit der Methode behandelt werden?

Sie kann unbegrenzt angewandt werden, weil keine Narben oder Verwachsungen entstehen.

6. Wie lange dauert es, bis Krampfadern wiederkommen?

Darauf gibt es keine pauschale Antwort. Das hängt sehr von den individuellen Krampfadern, den Klappenverhältnissen in den vorgelagerten Venen, den Erbfaktoren und den Lebensumständen ab. Häufiges und langes Stehen sowie ungesunde Ernährung fördern die Neubildung von Krampfadern.

7. Welche Methode weist die besten Langzeitergebnisse auf?

Ein Chirurg, der 20 Jahre Erfahrung, geschickte Finger und ein gutes Auge hat, wird sicherlich bessere Ergebnisse erzielen als ein Anfänger. So ist es natürlich bei allen Methoden. Methodenvergleiche haben also immer nur einen begrenzten Aussagewert. Auch bei der Kochsalztherapie zählt Erfahrung bei der Dosierung der Lösung, dem Punkt des Einstichs und der Methode der Umlagerung des Beins, mit der die Kochsalzlösung verteilt wird. Hier wird ein Anfänger selten ein befriedigendes Ergebnis erzielen, der Erfahrene aber schon beim ersten Termin die Adern des gesamten Beins »sanieren« können.

8. Wie lange muss man sich nach der Behandlung schonen, beziehungsweise wie lange dauert die Krankschreibung?

Das ist individuell sehr unterschiedlich und hängt im Allgemeinen auch mit der Größe und Länge der Krampfadersysteme zusammen. Bei kleineren bis mittleren Krampfadern ist in den meisten Fällen keine Krankschreibung notwendig. Das heißt, diese Menschen sind am nächsten Tag wieder arbeitsfähig. Bei großen Krampfadern sollte man sich körperlich 14 Tage lang schonen. Man sollte sich durchaus bewegen, aber keine langen Strecken gehen und keinen Sport ausüben. Es haben uns Patienten angerufen und berichtet, dass sie nach vier Tagen schon wieder ohne Probleme gejoggt hätten – aber bei den meisten geht das sicherlich nicht. Die individuelle Bandbreite ist hier sehr groß. Wir raten eher zu einer vorsichtigen und langsamen Herangehensweise.

9. Wie beurteilen Sie die Radiowellen- und Lasertherapie?

Beide Behandlungsmethoden sind operative Verfahren. Die Nebenwirkungen und Risiken sind – wenn auch in geringerem Maße – mit denen der Stripping-OP vergleichbar. Bei beiden Verfahren wird die Krampfader von innen mit einem Sondenkopf, der durch die Krampfader geschoben wird, koaguliert. Dabei kann es auch zu Verbrennungen gesunden Gewebes kommen und Nerven und Lymphgefäße verletzt werden. Nur eine Flüssigkeit passt sich dem wechselnden Durchmesser einer Krampfader perfekt an und kann auch in Seitenäste hineinlaufen. Das ist der große Vorteil der Kochsalztherapie.

Der apparative Aufwand bei der Laser- und Radiowellentherapie ist sehr hoch, die Kosten dementsprechend auch. Sie liegen im Durchschnitt beim 5- bis 6-Fachen im Vergleich zur biologisch–sanften Krampfaderentfernung. Die privaten Krankenkassen bezahlen in der Regel alle Verfahren, die gesetzlichen Kassen nur die Stripping–OP.

10. Wie beurteilen Sie die Schaumklerosierung (Verödung) mit Aethoxysklerolschaum?

Die Schaumsklerosierung ist in den letzten zehn Jahren sehr populär geworden, weil sie insgesamt weniger Risiken birgt als die operativen Verfahren. Dennoch würde ich mir diese Substanz nicht in den Körper spritzen lassen. Wer sich näher informieren möchte, kann die Einverständniserklärung und die Nebenwirkungsliste vor der Behandlung mit Aethoxysklerol® aufmerksam durchlesen.

11. Gibt es auch Krampfadern, die nicht mit der biologisch-sanften Methode behandelt werden können?

Ja. Wir haben einige Patienten mit sehr großen Krampfadern behandelt, bei denen die injizierte Kochsalzlösung keine Sklerosierung (Verhärtung) der Krampfader bewirkt hat. Diese Krampfadern hatten Durchmesser von ca. eineinhalb Zentimetern und mehr. Wir haben diesen Patienten dann empfohlen, ihre Krampfadern strippen zu lassen, weil auch keine andere Methode mehr in Frage kam. Das sind allerdings Ausnahmefälle, und hier ist der Chirurg dann der Einzige, der dem Patienten noch weiterhelfen kann.

Damit es nicht so weit kommt, empfehlen wir allen Betroffenen, sich möglichst frühzeitig ihre Krampfadern mit der biologisch-sanften Methode entfernen zu lassen. Kleine Krampfadern (ab einem Durchmesser von etwa zwei Millimetern) machen nach der Behandlung kaum oder gar keine Beschwerden, mit anderen Worten: Man kann direkt nach der Behandlung so weiterleben wie vorher – es entsteht keine Arbeitsunfähigkeit.

12. Kann man das Krampfaderleiden nicht ursächlich heilen?

Ja und nein.

Nein – weil eine angeborene Bindegewebsschwäche die Ursache des Krampfaderleidens ist. Die Krampfader ist die Folge der Bindegewebsschwäche. Die Folge, also die Krampfader, kann man beseitigen – aber die Ursache, die angeborene Bindegewebsschwäche, kann man nicht beseitigen. Sie bleibt uns leider bis zum Lebensende erhalten.

Das ist der Grund, weshalb Krampfadern wiederkommen. Wir sehen immer wieder Patienten, die schon achtmal gestrippt worden sind – deren Beine von Narben übersät sind. Deswegen raten wir zu einer frühzeitigen Behandlung nach der biologisch-sanften Methode. Danach sollte man seine Beine sorgfältig beobachten oder einmal im Jahr zum Venencheck gehen und sich bei Bedarf behandeln lassen, wenn die Krampfadern noch klein sind. So kommt man trotz angeborener Bindegewebsschwäche bis zu seinem Lebensende ohne große Probleme (Ödeme, Stauungsschmerzen, nächtliche Wadenkrämpfe, Ekzeme und »offenes Bein«) und meist auch ohne Stütz- oder Kompressionsstrümpfe gut über die Runden.

Ja – weil Krampfadern eine Begleiterscheinung unserer Kultur bzw. Unkultur sind.

Wir stehen zu viel, wir sitzen zu viel, wir bewegen uns zu wenig, wir beachten zu wenig die Biorhythmen unseres Körpers, und wir essen viel zu viel tierische, zu stark denaturierte, tote und zu wenig natürliche, vitale Nahrungsmittel – und das in zunehmendem Maße vor allem im letzten Jahrhundert. Um diese durch Erbanlagen bedingte Bindegewebsschwäche wieder loszuwerden, bräuchte es für einige Generationen eine biologisch-vitale Ernährung, Vermeidung von Übergewicht, sehr viel Bewegung schon ab der Kindheit und das Vermeiden von längerem Stehen und Sitzen. Nicht mehr Computersitzplätze werden in naher Zukunft schon die Bürolandschaften prägen, sondern Computerliegen, bei denen sich die Füße ungefähr in Herzhöhe befinden.

In den letzten Jahrzehnten haben Krampfaderleiden rasant zugenommen. Inzwischen hat fast jeder zweite ein Krampfaderproblem. In natürlicher Umgebung lebende Wildtiere, unsere Vorfahren vor einigen tausend Jahren, und bis vor einigen Jahrzehnten naturnah lebende Stämme kannten keine oder nur sehr selten Krampfadern. Damit soll nicht gesagt sein, dass wir wieder in den Wäldern leben sollten, sondern dass Krampfadern – und die meisten anderen Krankheiten auch – durch unsere Lebensweise entstehen. Deshalb haben wir es auch in der Hand, diese Entwicklung wieder rückgängig zu machen. Wir brauchen nur einige Kleinigkeiten verändern. Und damit sollten wir besser heute als morgen anfangen.

Dr. Sundaro Köster meint dazu: Fast alle sogenannten Volkskrankheiten von Karies bis Krebs entstehen durch unsere ungesunde Esskultur und Lebensweise.
Ich selbst habe mich über dreißig Jahre meines Lebens katastrophal ernährt: zu viel Süßkram, zu viele Weißmehlprodukte, zu viele tierische Produkte, zu wenig frische, vitale Nahrung wie Salate, Obst, Gemüse, Nüsse … – geringe Lebensenergie, häufige Infektionen, fortschreitender Karies, schweres Gelenkrheuma mit 33 Jahren und Krampfadern waren die Folge. Durch vitale Nahrung und Weglassen aller tierischen Nahrung habe ich viel mehr Lebensenergie und Lebensfreude bekommen, Karies ist fast zum Stillstand gekommen, und das Rheuma ist vollständig verschwunden, so dass ich wieder beliebig lange joggen kann – ohne jegliche Beschwerden. Nur das Krampfaderproblem ist geblieben. Es sitzt halt ein bisschen tiefer: Meine Mutter ist mehrmals an ihren Krampfadern operiert worden, hatte starke Ödeme an den Unterschenkeln und Füßen sowie »offene Beine«. Wie weit die Krampfaderproblematik in meiner Ahnenreihe zurückreicht, weiß ich allerdings nicht. Durch die Umstellung meiner Ernährungs- und Lebensgewohnheiten sowie durch gelegentliche rechtzeitige Selbstbehandlung per Injektion von Kochsalzlösung nach der biologisch-sanften Krampfaderentfernungsmethode halte ich das Problem klein und habe keinerlei Beschwerden oder Beeinträchtigungen. Wichtig ist es, eine Krampfader nicht zu groß werden zu lassen.

Je größer eine Krampfader ist, desto mehr übersäuertes, mit Zellausscheidungsprodukten überladenes venöses Blut befindet sich in ihr. Eine Krampfader kann man mit einem stehenden Tümpel vergleichen: Er modert vor sich hin, weil Abfluss und Zufluss nicht funktionieren. Das venöse Blut ist die Müllabfuhr für die Körperzellen. In einer Krampfader fließt das Blut viel zu langsam ab. Die Blutsäule in der Krampfader drückt nach unten in den Unterschenkel und den Fuß, anstatt schnell zum Herzen zu fließen und von dort zu Lunge, Leber und Nieren gepumpt und mit Sauerstoff aufgeladen bzw. gereinigt zu werden. Die Hautzellen im unteren Beinbereich ersticken quasi in ihrem eigenen Müll. Sie werden im Laufe der Jahre und Jahrzehnte immer unvitaler, die Haut verfärbt sich bräunlich-bläulich und wird pergamentartig dünn. Meist kommen Ödeme (Schwellungen) hinzu, und dann ist es nicht mehr weit bis zum *Ulcus cruris* (Unterschenkelgeschwür, »offenes Bein«). Je länger man also eine Krampfader unbehandelt lässt, desto größer werden die Zellschädigungen. Dazu kommt noch, dass eine Krampfader die Tendenz hat, immer größer zu werden und immer mehr Seitenäste zu bekommen. Um das alles zu vermeiden, sollte man Krampfadern frühzeitig behandeln. Bei einem solchen Vorgehen hält man das Problem unter Kontrolle und bekommt im Allgemeinen keine wirklichen Probleme bis ins hohe Alter.

13. Warum sollte man Krampfadern überhaupt behandeln, wenn sie sowieso wiederkommen?

Damit sich die Haut im Unterschenkel-, Knöchel- und Fußbereich erholen und revitalisieren kann. Wenn man Krampfadern nicht behandelt, werden sie immer größer und bekommen immer mehr Nebenäste. In den Krampfadern drückt nun das übersäuerte und mit Zellausscheidungsprodukten überladene Blut nach unten in den Knöchel- und Fußbereich, weil die Venenklappen nicht mehr funktionieren. Das Venensystem ist wie ein Flusssystem aufgebaut. Von den feinsten Haargefäßen (Kapillaren), die mit bloßem Auge unsichtbar sind, und an die jede einzelne von ca. 100 Milliarden Körperzellen angeschlossen ist (auf der Erde leben sieben Milliarden Menschen), fließt das Blut in das nächstgrößere Gefäß und so weiter, bis es in den großen oberflächlichen oder großen tiefen Venen landet. Wenn das Blut nun in den Krampfadern wegen der undichten Klappen nach unten drückt, setzt sich der Druck natürlich bis in die feinsten Kapillaren fort, und die umliegenden Zellen ersticken quasi in ihren eigenen Ausscheidungen. Die Haut wird bläulich-bräunlich und pergamentartig dünn. In diesem Stadium besteht immer die Gefahr, dass sich ein Unterschenkelgeschwür (»offenes Bein«) bildet.

Wenn man die Krampfader entfernt, fließt das Blut durch den Rest des riesigen Venennetzwerkes rasch in die tieferen Hauptvenen ab – durch die sowieso ca. 90 Prozent des Blutes abfließt –, und frisches Blut aus dem arteriellen System kann nachströmen.

Dadurch können sich die geschädigten Zellen wieder erholen – zumindest werden sie nicht weiter geschädigt.

Durch frühzeitige Krampfaderentfernungen verhindert man also spätere Langzeitschäden wie Ekzeme, Ödeme und »offene Beine«, die die Lebensqualität erheblich einschränken.

14. Genügt nicht das Tragen von Stütz- bzw. Kompressionsstrümpfen, um das Krampfaderproblem zu lösen?

Stützstrümpfe sind die leichtere Form der Kompressionsstrümpfe. Kompressionsstrümpfe gibt es in vier verschiedenen Kompressionsklassen. Die jeweils notwendige Klasse sollte mit dem Arzt abgesprochen werden. Grundsätzlich kann man sagen, dass Kompressionsstrümpfe nur eine Notlösung darstellen. Sie komprimieren nicht nur die Krampfadern – was gewünscht ist –, sondern das gesamte Bein inklusive Haut, Arterien und Nerven. Die Haut ist in ihrer Funktion als Atmungs- und Ausscheidungsorgan (Luft, Wasser, Salze) stark beeinträchtigt. Im Sommer ist das Tragen von Kompressionsstrümpfen für viele Menschen eine Tortur. Hitzestau, Schwitzen, Geruchsbelästigung oder allergische Hautreaktionen sind nicht selten.

Nur wenn alle anderen oben besprochenen Maßnahmen ausgeschöpft sind, kommt eine Kompressionsstrumpftherapie als Dauerlösung in Frage.

Kurzfristig empfehlen wir bei einer vorhandenen Bindegewebsschwäche das Tragen von Stütz- oder Kompressionsstrümpfen bei längeren Flügen oder an Tagen, an denen man außergewöhnlich viel stehen muss, weil sich in solchen Situationen der Blutstau in den Krampfadern vergrößert. Dadurch verhindert man zusätzliche Stauungsbeschwerden und vermindert das Thromboserisiko.

15. Sollte man Krampfadern in der Schwangerschaft behandeln?

Das Baby drückt während der Schwangerschaft zunehmend auf die venösen Hauptabflusswege des Beins. Dadurch gibt es eine venöse Abflussbehinderung, einen Blutrückstau und eine erhöhte Druckbelastung. Das begünstigt vor allem bei Frauen, die sowieso schon eine Bindegewebsschwäche haben, die Bildung von Krampfadern. Dann werden meist Kompressionsstrümpfe empfohlen. Da das für schwangere Frauen sehr unangenehm und beschwerlich ist, empfehlen wir die Krampfaderentfernung nach der biologisch-sanften Methode. Schon viele werdende Mütter sind dadurch von ihren Beschwerden und den Kompressionsstrümpfen befreit worden. Außerdem wird dadurch das Thromboserisiko im Wochenbett erheblich verringert. Dies ist die einzige Krampfaderentfernungsmethode, die während der Schwangerschaft ohne Risiko für das Baby durchgeführt werden kann.

Es gibt Millionen von Frauen, die während der Schwangerschaft unnötigerweise unter oft heftigen Krampfaderproblemen wie Schmerzen, Spannungsgefühl und Ödemen leiden, oder für die die verordneten Kompressionsstrümpfe eine Tortur sind. Das muss nicht sein! In der Schwangerschaft aufgetretene Krampfadern können sich innerhalb von drei Monaten nach der Geburt wieder zurückbilden. Andernfalls sollte man sie behandeln, weil sie sich von alleine dann nicht mehr zurückbilden.

16. Wann sollte eine Krampfader entfernt werden?

Grundsätzlich sollte man eine Krampfader möglichst frühzeitig entfernen – möglichst bevor sie einen Durchmesser von ca. fünf Millimeter erreicht hat. Bei der chirurgischen Krampfaderentfernung (Stripping-OP) ist sich der Chirurg darüber im Klaren, dass er ein Bein – wegen der langen und großflächigen Narbenbildungen und deren langfristigen negativen Folgen für das Bein – im Laufe des Lebens nur dreimal operieren kann. Wenn die Patienten noch relativ jung sind, rät er ihnen unter Umständen, noch ein bisschen mit der Operation zu warten, damit sie im Alter dann nicht vor der Situation stehen, dass nach drei Krampfaderoperationen eine weitere Operation nicht mehr möglich ist. Das sind wie gesagt Überlegungen eines Chirurgen. Bei der biologisch-sanften Krampfaderentfernung spielen diese Überlegungen keine Rolle, weil es keine Narbenbildung gibt. Es kann also so oft wie nötig behandelt werden.

17. Verhärtet die Kochsalzlösung nicht auch gesunde Venen?

Das ist bisher in über hunderttausend Fällen noch nicht vorgekommen. Jede Krampfader mündet in eine größere gesunde Vene, vergleichbar mit einem kleinen Fluss, der in den Rhein mündet. Es gibt sofort einen riesigen Verdünnungseffekt. Die Kochsalzlösung ist nur hochkonzentriert wirksam – und das auch nur in kranken, erweiterten Venen, in Krampfadern. Gesunde Venen verfügen über eine robuste, widerstandsfähige Gefäßinnenwand, die die Kochsalzlösung nicht schädigen kann. Nur eine krankhaft überdehnte

Vene wird von der Kochsalzlösung angegriffen, verhärtet (sklerosiert) daraufhin und wird dann vom Körper resorbiert.

18. Kann man direkt nach der Behandlung wieder Auto fahren?

Ja. Die meisten Menschen haben nach dem Verlassen der Praxis keine Probleme. Manche haben jedoch ein leichtes Druckgefühl im Bereich der Krampfader. Gegen Abend oder am nächsten Morgen kann sich dann ein stärkeres Druck- oder Spannungsgefühl einstellen. Auch mehrstündige Auto- oder Bahnfahrten sind nach der Behandlung möglich. Mit dem Auto sollte man spätestens nach einer Stunde anhalten und ein bisschen gehen, um den Blutfluss wieder in Gang zu bringen. Wenn man mit der Bahn fährt, sollte man sich ab und zu bewegen.

19. Was bedeuten die Begriffe »VSM, VSP, Stammvenen, Leitvenen. Perforansvenen, Venenstern (Crosse)«?

Die *Vena saphena magna* (VSM = große Rosenvene, wörtlich: Die große verborgene Vene) verläuft an der Innenseite des Beines hoch - von der Knöchelgegend bis zur Leiste. Dort mündet sie in die tiefe Hauptvene des Beines, die *Vena femoralis* (Oberschenkelvene). Der Mündungsbereich heißt Venenstern (Crosse), weil in diesem Bereich sternförmig aus allen Richtungen kleinere Venen einmünden: Aus dem tiefen und oberflächlichen Beckenbereich, aus dem Bauchdeckenbereich, aus der äußeren Leistengegend, aus dem Genitalbereich, aus dem Gesäßbereich und aus dem oberflächlichen, oberen Oberschenkelbereich.
Außerdem mündet in dieser Gegend noch die zur VSM parallel am Oberschenkel verlaufende *Vena saphena accessoria.* Sie sehen, es handelt sich hier um ein weit verzweigtes Gefäßsystem, dessen Komplexität durch untereinander bestehende Querverbindungen noch gesteigert wird. Wenn die VSM entfernt wird, sind Krampfaderneubildungen meist vorprogrammiert.

Damit das Blut nur in Richtung Herz fließen kann, sitzt direkt vor der Einmündung eine Venenklappe. Sobald Blut in die VSM zurückfließt, schließt sich die Klappe bei einer gesunden, nicht erweiterten Vene. Ist die Vene erweitert, schließt die Klappe nicht mehr richtig. Eine verhängnisvolle Kettenreaktion beginnt: Der Druck auf die Venenwände wird immer größer, und die Vene wird immer dicker und länger. Durch die Längenzunahme fängt sie dann an, sich zu schlängeln.

Die VSM ist die größte oberflächliche Vene des Beines und die Vene, die am häufigsten zur Krampfader entartet.

Die zweitgrößte Oberflächenvene ist die *Vena saphena parva* (VSP = kleine Rosenvene). Sie verläuft an der Rückseite des Unterschenkels von der Ferse bis zur Kniekehle. Auch sie entartet häufig zur Krampfader. VSM und VSP werden als Stammvenen bezeichnet. Man nennt sie auch Rosenvenen oder Rosenkranzvenen, weil sie wegen der vielen Vorwölbungen wie ein Rosenkranz aussehen, wenn sie zur Krampfader entartet sind.

Durch die Stammvenen fließt nur ca. 10 Prozent des Blutes ab. 90 Prozent des Blutes fließen durch das tiefe Venensystem ab. Die größeren tiefen Venen heißen Leitvenen.

Die Leitvenen des Unterschenkels vereinigen sich im Kniekehlenbereich zur *Vena poplitea* (Kniekehlenvene). Die Fortsetzung der Kniekehlenvene im Oberschenkel ist die *Vena femoralis* (Oberschenkelvene) Im Verlauf bis zum Leistenkanal münden noch andere Leitvenen des Oberschenkels in sie ein.

Weil die knöcherne Beckenschaufel und das Hüftgelenk fast allen Raum einnehmen, laufen die Hauptgefäße, die den Oberkörper mit dem Bein verbinden, durch den engen Leistenkanal. Das Hauptlymphgefäß und Nerven gehen auch hier durch. Der Leistenkanal ist also eine sensible Engstelle für die vitalen Versorgungsverbindungen zum und vom Bein. In diesem Bereich wird der erste Schnitt bei der operativen Entfernung der VSM gemacht. Weil hier so viele sensible Strukturen auf engstem Raum zusammenliegen, ist Schneiden in diesem Bereich schwierig und nicht ohne Verletzungsrisiko. Die sich nach der Operation bildende Narbe zieht sich im Laufe der Zeit zusammen und kann Gefäße und Nerven einschnüren mit der Folge von Nervenschmerzen, Ödembildungen und Krampfaderneubildungen.

Perforansvenen sind Verbindungsvenen zwischen oberflächlichem und tiefem Venensystem. Es gibt ungefähr 150 davon. Häufig sind – wegen der Druckfortleitung – Stammvenen und Perforansvenen gleichzeitig zu Krampfadern entartet.

Sie sehen, das Venensystem der Beine ist sehr komplex und auch anfällig, weil Blut gegen die Schwerkraft nach oben über die Leisten zum Herzen gepumpt werden muss.

20. Können auch Besenreiser mit Kochsalzlösung behandelt werden?

Ja. Besenreiser nennt man kleine, oberflächliche Krampfadern, die von haarfein bis zu einem Millimeter dick sind und mitunter spinnennetzförmige oder an Baumstrukturen erinnernde Gebilde ausformen.

Es gibt davon zwei Arten. In einem Fall führt die Bindegewebsschwäche dazu, dass das Unterhautgewebe geschädigt wird, wodurch dessen Gefäße sichtbar werden können. Im zweiten Fall ist die Ursache eine Abflussstörung, die dazu führt, dass kleine Venen aufgestaut werden und sich erweitern. Die Spinnennetze treten meist bei Bindegewebsschwäche auf, während die Baumstrukturen auf einen Rückstau in der Tiefe der Gewebe schließen lassen. Hier gilt es, den »Baumstamm« aufzuspüren und mit hochprozentiger Kochsalzlösung zu behandeln. Auch die Spinnennetze kann man einzeln veröden, muss dabei jedoch auf eine weniger intensive Kochsalzlösung zurückgreifen. Die besten Behandlungserfolge sieht man bei einer Kombination dieser beiden Methoden.

21. Welche Blutgefäße gibt es im Bein überhaupt und was kann man behandeln?

Das Blut bzw. die roten Blutkörperchen werden in der Lunge mit Sauerstoff angereichert. Von dort fließt das Blut zum Herzen zurück und wird dann von hier durch die Arterien (Schlagadern) in den ganzen Körper gepumpt – auch in die Beine und Füße.

Je weiter sich eine Arterie vom Herzen entfernt, umso mehr verzweigt sie sich und desto kleiner wird sie im Durchmesser. Die feinsten Endverästelungen heißen Haargefäße oder Kapillaren. Sie sind so klein, dass man sie mit bloßem Auge nicht erkennen kann. Die Kapillaren werden auch das »Endstromgebiet« des arteriellen Systems genannt. Wir haben Millionen von Kapillaren in unserem Körper. Über die Kapillaren wird jede einzelne Körperzelle mit Sauerstoff und auch der nötigen Nahrung versorgt, die über den Darm resorbiert und in der notwendigen Molekülgröße aufbereitet wird. Wir haben über hundert Milliarden Körperzellen und jede einzelne ist mit einer Kapillare verbunden und wird durch sie mit allen Nährstoffen, die sie zum Leben braucht, versorgt. Jede einzelne Körperzelle ist ein kleines Lebewesen mit eigenen Zellorganen, eigenem Zellstoffwechsel und natürlich eigenen Zellausscheidungen.

Jede einzelne der hundert Milliarden Zellen ist ein kleines Lebewesen für sich und enthält die genetischen Informationen für die Entstehung eines ganzen Menschen – halten Sie einen Moment inne und lassen Sie das auf sich wirken, um dann ehrfürchtig und staunend auf die Knie sinken. Und das ganze komplexe Zusammenleben dieser Zellen inklusive Nahrungszufuhr, Nahrungsverteilung, Müllabfuhr, Recycling, Informationsaustausch funktioniert in einem gesunden Körper und in einer gesunden Umwelt reibungslos – Wunder über Wunder.

Die Ausscheidungen werden auch in die Kapillare abgegeben. Das Kapillarsystem erweitert sich im weiteren Verlauf wieder. Wir befinden uns jetzt im venösen System: Sauerstoff und frische Nahrung sind an die Zellen abgegeben worden und die Zellausscheidungsprodukte schwimmen im venösen Blut. Das venöse Abflusssystem ist aufgebaut wie andere Flusssysteme der Natur auch: Kleine Bäche fließen in größere Bäche, größere Bäche in noch größere Bäche, diese fließen in kleine Flüsse und so weiter und so fort.

Spätestens in der Leistengegend münden alle Beinvenen in die große Hauptvene des Beines, die *Vena femoralis.* Die beiden Hauptvenen des Beines vereinigen sich im Becken zur großen Bauchvene, durch die das venöse Blut aus den Beinen nun wieder zum Herzen zurückfließt. Von hier wird es dann wieder in die Lunge gepumpt – zur Sauerstoffaufnahme durch die roten Blutkörperchen – und in die Leber und die Nieren zur Reinigung.

Die Leber ist das zentrale Reinigungsorgan des Körpers: hier werden die Zellausscheidungsprodukte der einzelnen Zellen entweder wieder aufbereitet (recycled) oder über die Galle in den Darm ausgeschieden und entsorgt. Was nicht über die Leber ausgeschieden werden kann, wird dann über die Nieren ausgeschieden.

Für das frische, arterielle Blut ist es einfach, in das kapilläre Endstromgebiet von Bein und Fuß zu fließen, weil es ja direkt vom Herzen gepumpt wird und auch noch mit der Schwerkraft nach unten strömt. Im kapillären Endstromgebiet geht jedoch der Druck wegen der extremen Verengung auf Kapillargröße verloren. Nur durch die Kontraktion (Zusammenziehung) der Muskulatur bei jedem Schritt wird das Blut aus dem Muskel herausgepresst und durch das venöse System nach oben in Richtung Herz befördert.

Nach jeder Kontraktion des Muskels folgt die Entspannung des Muskels. Dabei würde das Blut wieder in den Muskel zurückfließen – damit das nicht passiert, gibt es Venenklappen, die das Blut nur in Richtung Herz durchlassen und sich schließen, wenn das Blut zurückströmt. Diese Klappen sind an der Innenwand der Vene festgewachsen. Wenn sich nun die Vene aufgrund einer Bindegewebsschwäche oder/und durch zu viel Stehen oder Sitzen zur Krampfader erweitert, schließen die Klappen nicht mehr richtig. Nun kann das Blut zurückfließen, übt noch größeren Druck auf die Venenwände aus, und wir befinden uns im Prozess einer immer größer werdenden Krampfader. Dieser Erweiterungsprozess setzt sich dann in den Seitenästen und den Verbindungsvenen (Perforansvenen) zum tiefen Leitvenensystem fort.

Die tiefen Hauptvenen (Leitvenen) entarten nur äußerst selten zu Krampfadern, weil sie durch die Muskelmasse um sie herum wie durch ein Korsett vor der Erweiterung geschützt sind. Die wesentlichen Ursachen für ihre Schädigung sind Unfälle, Knochenbrüche, Narben nach Operationen und tiefe Beinvenenthrombosen (im Vergleich zu oberflächlichen Venenthrombosen kommen sie jedoch nur selten vor).

Die Verbindungsvenen entarten auch häufig zu Krampfadern – besonders, wenn eine Krampfader groß ist und schon seit Jahren besteht. In ihrem tiefen Anteil sind die Verbindungsvenen zunächst noch besser vor der Erweiterung geschützt als oberflächliche Venen, weil sie hier Muskelmasse um sich haben. Aber wenn sie jahrelangem Überdruck ausgesetzt sind, können sie sich auch in der Tiefe erweitern. Wenn das passiert, kommt eine verhängnisvolle Flussumkehr des Blutstromes zustande.

Die Perforansvenen haben eine bis zwei Klappen unmittelbar vor ihrer Einmündung in die tiefe Leitvene. Diese Klappen verhindern, dass Blut aus dem tiefen Leitvenensystem in die oberflächlichen Venen fließt. In einem gesunden Bein kann das Blut nur von den oberflächlichen Venen durch die Verbindungsvenen (Perforansvenen) in die tiefen Leitvenen fließen. Dies dient zur Entlastung der oberflächlichen Venen, da die Muskelpumpe auf die direkt von der Muskulatur umgebenen Leitvenen wesentlich effizienter wirkt als auf die oberflächlichen Venen. In der Tat ist es so, dass 90 Prozent des Blutes durch die tiefen Beinvenen mit Hilfe der Muskelpumpe Richtung Herz befördert wird.

Wenn nun durch jahre- oder jahrzehntelang bestehende Krampfadern sich die Verbindungsvenen auch in der Tiefe durch den permanenten Überdruck erweitert haben, schließen die Mündungsklappen nicht mehr richtig und es kommt zu einer Stromumkehr in den Perforansvenen: Nun drückt zusätzlich Blut von den tiefen Leitvenen über die Perforansvenen in die

Krampfader. Sie muss noch mehr Druck aushalten und erweitert sich in der Folge noch mehr. Undichte (insuffiziente) Verbindungsvenen sind also von großem Übel.

Aus den genannten Gründen empfehlen wir unbedingt eine frühzeitige Behandlung von Krampfadern, damit sich die dargestellten Kettenreaktionen gar nicht erst entwickeln können. Weitere häufige Spätfolgen von nicht frühzeitig behandelten Krampfadern sind nächtliche Waden- oder Beinkrämpfe, Knöchel- und Unterschenkelödeme und bläulich–bräunliche Verfärbungen im Unterschenkel und Fußbereich mit pergamentartiger Verdünnung der Haut und schließlich das »offene Bein« *(Ulkus cruris).*

22. Ich habe gehört, dass man mit der Behandlung von Krampfadern ruhig warten kann, bis es schlimm geworden ist. Stimmt das?

Nein. Wir haben oben erklärt, dass das venöse Blut praktisch die Müllabfuhr der Körperzellen ist. Es sollte möglichst schnell abfließen und von Leber und Nieren gereinigt werden. In Krampfadern fließt es aber nicht schnell genug ab. Die Situation ist vergleichbar mit einem Tümpel, in dem altes, modriges Wasser steht und nicht abfließen kann. Die Zellen, vor allem im unteren Teil des Beines, ersticken quasi in ihren eigenen Ausscheidungen, in ihrem eigenen Müll. Das Blut ist stark übersäuert und mit Zellausscheidungsprodukten (Stoffwechselschlacken) überladen. Die Folge ist, dass die Hautzellen zuerst im Knöchelbereich und dann auch im Unterschenkel immer unvitaler werden, sich durch die Eisenablagerungen aus zugrunde gegangenen roten Blutkörperchen rostig–bräunlich verfärben und hauchdünn werden.

In diesem Stadium genügt ein leichtes Kratzen oder ein Mückenstich – und schon platzt die Haut auf und man hat ein sogenanntes offenes Bein *(Ulcus cruris).*

Das ist das Endstadium einer nicht behandelten Krampfader. Wir wünschen es niemandem. Ein offenes Bein ist oft sehr schmerzhaft und beeinträchtigt die Lebensqualität erheblich. Es nässt und muss jeden Tag neu verbunden werden. Beim Gehen, beim Duschen oder beim Baden ist man sehr eingeschränkt, oft heilt es monatelang nicht ab. Die Hautzellen in diesem Bereich sind einfach nicht mehr in der Lage, die Wunde wieder zu verschließen. Wenn sie es dann doch schaffen, dauert es meist nur wenige Wochen oder Monate und das dünne Verschlusshäutchen platzt wieder auf.

Deshalb unser Rat: Kümmern Sie sich frühzeitig um die Behandlung Ihrer Krampfadern.

23. Ich habe das Gefühl, dass ich mein Sprunggelenk nicht mehr so gut bewegen kann, seitdem die Krampfader am Unterschenkel größer geworden ist. Kann das eine mit dem anderen zusammenhängen?

Ja. Chronische Ödeme im Knöchelbereich haben gravierende Langzeitschäden: Das Sprunggelenk kann nicht mehr voll geknickt und gestreckt werden und versteift zunehmend im Verlaufe von Jahren und Jahrzehnten. Der Fuß kann dann nicht mehr richtig abgerollt werden, die Gehbewegung wird staksig und steif – und in der Folge können sich Knie-, Hüft- oder Wirbelsäulen- bzw. Bandscheibenprobleme einstellen.

Durch die verminderte Kontraktionsfähigkeit der Wadenmuskulatur ist auch die Pumpleistung der Muskelpumpe stark herabgesetzt und die fatale Kettenreaktion setzt sich fort. Dagegen sind ein Druckgefühl im Schuh oder das Tragen eines extra weiten orthopädischen Schuhwerks noch kleinere Probleme.

24. Wie oft kann man denn die Kochsalztherapie durchführen?

Die biologisch-sanfte Krampfaderentfernung kann so oft wie nötig angewandt werden, weil durch sie ein körpereigener Reparaturmechanismus in Gang gesetzt wird, der keine Langzeitschäden hinterlässt. Durch die Einspritzung von gesättigter Kochsalzlösung wird ein Sklerosierungsprozess (Verhärtungsprozess) der Krampfader ausgelöst. Die Verhärtung findet innerhalb der ersten Woche nach der Behandlung statt. Bei manchen Menschen schon am zweiten Tag, bei manchen dauert es eine Woche, bis die Krampfader hart wird.

25. Wie kann ich mir das vorstellen, dass die Krampfader vom Körper resorbiert wird?

Unmittelbar nach dem Einspritzen der Kochsalzlösung zieht sich die Ader durch die Schädigung der Innenschicht zusammen. Sie »verschweißt«. Zahlreiche Blutplättchen heften sich an und verbacken fest miteinander. Wenn die Ader dann innerhalb von Stunden oder Tagen hart geworden ist, fließt kein Blut mehr durch sie hindurch – die dem Körper innewohnende geniale Naturintelligenz erkennt, dass diese ehemalige, jetzt verhärtete Krampfader eine überflüssige Struktur ist – und beginnt sie abzubauen: Bestimmte weiße Blutkörperchen, Fresszellen (Makrophagen), tragen sie nach und nach im Laufe der nächsten Monate ab. Dieser Resorptionsprozess dauert bei kleinen Krampfadern und jüngeren Patienten nur ein bis zwei Monate, bei großen Krampfadern und älteren Patienten ein halbes Jahr.

Es handelt sich hierbei also um die Aktivierung eines schon im Körper vorhandenen Reparaturmechanismus. Der gleiche Mechanismus tritt in Aktion, wenn wir uns gestoßen haben und sich eine Beule bzw. ein Bluterguss gebildet haben.

Durch den Aufprall sind Zellen zerquetscht und zerstört worden, rote Blutkörperchen sind ins umliegende Gewebe gepresst worden. Sofort aktiviert der Körper seine Reparaturkolonne – die genannten Fresszellen –, die dann die zerquetschten Zelltrümmer und die ins Gewebe geratenen roten Blutkörperchen abräumen.

Nach spätestens 14 Tagen haben sie ihre Arbeit erledigt und Beule und Bluterguss sind wie durch ein Wunder verschwunden. Da es sich bei einer hart gewordenen Krampfader um eine große, feste Struktur handelt, brauchen die Fresszellen für die Resorption bis zu einem halben Jahr – aber grundsätzlich handelt es sich um den gleichen Reparaturmechanismus wie bei der Resorption eines Blutergusses.

26. Es heißt, dass die biologisch-sanfte Krampfaderentfernung schonender sein soll als die Laser- oder Radiowellentherapie. Wie darf ich mir das vorstellen?

Bei der biologisch-sanften Krampfaderentfernung wird durch eine körpereigene Substanz (Kochsalz) ein Reiz gesetzt. Durch diesen Reiz verhärtet die Krampfader und wird dann durch einen körpereigenen Reparaturmechanismus (Fresszellen = Makrophagen) schonend abgetragen. Hierbei bleiben sämtliche vitalen Strukturen wie Nerven und Lymphgefäße unberührt und intakt. Das ist der grundsätzliche und entscheidende Unterschied zu den operativen Verfahren, bei denen geschnitten und damit Gewebe zerstört wird, oder zur Laser- oder Radiowellenbehandlung, bei denen Gewebe erhitzt (bei Laserbehandlung auf ca. 800 Grad Celsius) und verklebt wird. Es wird eine körpereigene Substanz ohne Allergierisiko injiziert im Gegensatz zur Schaum- bzw. Flüssigsklerosierung mit Polidocanol (Aethoxysklerol®).

Nicht zuletzt deswegen nennen wir die Methode »biologisch-sanfte Krampfaderentfernung«.

27. Manchmal hört man vom »Verschweißen« von Krampfadern. Was ist damit gemeint?

Unmittelbar nach dem Einspritzen der Kochsalzlösung gibt es eine Krampfreaktion, bei der die Wände der Krampfader innen quellen und verkleben. Diese Reaktion kennt man auch bei der Laser- und Radiowellentherapie sowie bei der Verödung mit Aethoxysklerol®. Sie ist aber nur vorübergehend. In allen Fällen findet danach die Ausbildung einer fest haftenden Thrombose statt, die das Gefäß ganz ausfüllt, wodurch kein Blutfluss mehr stattfindet. Jetzt kann die Auflösung der ganz hart gewordenen Krampfader beginnen.

28. Warum benutzen Sie das Wort »Verödung« nicht – oder nur sehr selten?

Der Ursprung des Wortes ist Öde. Öde bedeutet Leere, öd bedeutet leer. Das kommt noch in dem Wort Einöde zum Ausdruck. Wenn man von Krampfaderverödung spricht, meint man, dass man sie verhärtet. Die Krampfader verändert sich tatsächlich zu einem harten, festen Strang. Sie wird aber nicht leer. Insofern erscheint das Wort »Sklerosierung« (= Verhärtung) wesentlich stimmiger. Aber auch die Verhärtung der Krampfader ist nur von begrenzter Dauer. Nach einigen Monaten hat der Körper die verhärtete (sklerosierte) Krampfader vollständig entfernt (resorbiert). Darum geht es letztendlich – um die Entfernung der Krampfader, und nicht darum, die Krampfader zu sklerosieren.

Die Sklerosierung ist nur ein Zwischenstadium. Deswegen heißt die Methode auch »biologisch-sanfte Krampfaderentfernung«.

29. Wie viele Krampfadern kann man in einer einzigen Sitzung behandeln?

Diese Frage ist nicht leicht zu beantworten. Bei der Krampfaderentfernung nach Professor Linser nimmt man sich die schlimmste Krampfader vor, macht eine Injektion und überprüft nach einigen Monaten den Erfolg. Bei der biologisch-sanften Krampfaderentfernung steckt man sich das Ziel, ein Bein pro Sitzung zu behandeln, weshalb manchmal mehrere Einspritzungen notwendig sind. Hier bestimmt einerseits der Patient selbst und andererseits das Ansprechen seiner Krampfadern auf die injizierte Kochsalzlösung, wie lange gearbeitet wird.

Erfahrungsgemäß ist es günstiger, nicht zu viele Krampfadern gleichzeitig zu behandeln, da die Sklerosierungsreaktion des Körpers für den betroffenen Menschen doch eine gewisse Anstrengung bedeutet. Man sollte in der Regel nur ein Bein behandeln – und dann nach frühestens ca. drei Wochen das zweite Bein. Das hat sich erfahrungsgemäß als sehr günstig erwiesen.

Ein weiterer limitierender Faktor bei der Behandlung ist das Krampfgefühl bei der Injektion, das von Mensch zu Mensch verschieden verarbeitet wird. Wenn man es noch nicht kennt, weiß man noch nicht genau, worauf man sich einlässt. Manche Menschen spüren sehr wenig. Die meisten sagen, dass sich damit gut umgehen lässt. Und manche empfinden den Krampf schon als sehr stark und sind froh, wenn er nach einer halben Minute wieder nachlässt.

Den Umgang mit diesem Krampf gilt es also zu erlernen. Beim ersten Mal machen wir in der Regel eine einzige Injektion, ziehen dann die Nadel heraus und lassen die Patienten ein paar Schritte durch die Praxis machen. Wenn sie noch Lust auf die Behandlung einer weiteren Krampfader haben, wird weiter behandelt. Aber es gibt auch Menschen, die erst einmal abwarten wollen, was die Sache überhaupt für ihre Krampfadern bringt, und sehr zufrieden nach einer einzelnen Einspritzung nach Hause fahren.

30. Eine letzte Frage an Dr. Sundaro Köster: Wie sind Sie zur Kochsalztherapie gekommen?

»Warum behandle ich Krampfadern? Die Antwort ist einfach: Weil ich mit Anfang vierzig eine Krampfader bekam, die langsam größer wurde und mir als Arzt klar war, dass ich irgendetwas unternehmen musste, um im Alter keine Probleme zu bekommen. Operieren lassen wollte ich mich nicht, weil ich einfach Angst davor hatte – schließlich waren mir die ganzen Risiken und Nebenwirkungen ja bekannt.

Bei meinen Recherchen bin ich dann auf die Methode nach Prof. Dr. Paul Linser (1871–1963) gestoßen, die zu dem Zeitpunkt noch von Dr. Max Otto Bruker (1909–2001), dem wohl bekanntesten Naturheilarzt Deutschlands, praktiziert wurde. Von Anfang an war ich begeistert von der Idee, mit einer körpereigenen Substanz – eben Kochsalz – eine Krampfader zum Verschwinden zu bringen. Ich fand das einfach genial, und die Kollegen Prof.

Paul Linser und Prof. Karl Gottlieb Linser (die nicht verwandt waren), die Erfinder und Entwickler der Kochsalztherapie haben meine größte Hochachtung. Ohne Schneiden, ohne bleibende Verletzungen, ohne dass ein einziges körperfremdes Molekül in den Körper gelangt – ich konnte es kaum glauben.

Durch das Studium der Bücher von Dr. M. O. Bruker und von Prof. Paul Linser und seinem Nachfolger Prof. Wilhelm Schneider (Buchtitel im Anhang) bin ich dann immer tiefer in die Geheimnisse der Methode eingedrungen und habe sie im Laufe der letzten 12 Jahre dann auch weiterentwickelt und sicher gemacht. Die Entwickelung wird sicherlich weitergehen, aber die Basis – durch die Injektion einer körpereigenen Substanz Krampfadern zu entfernen – wird die gleiche bleiben.«

Schlusswort

Der Mensch steht im Mittelpunkt

Dr. M. O. Bruker, der wohl bekannteste deutsche Naturheilarzt, bezeichnet in seinem Buch:»Krampfadern« die chirurgische Krampfaderentfernung wegen der vielen Risiken und Nebenwirkungen als ärztlichen Kunstfehler – nun, so weit wollen wir nicht gehen. Aber es ist etwas dran an seiner Behauptung. Die Kochsalztherapie sollte jedenfalls die erste Wahl der Behandlung von Krampfadern sein und immer dann angewandt werden, wenn nicht ungewöhnliche Verhältnisse vorliegen, die beispielsweise eine Operation erfordern. Das ist nur sehr selten der Fall. Bruker war ein großer Visionär, und in 30 Jahren wird ihm wahrscheinlich die Zustimmung der breiten Mehrheit, zumindest der naturheilkundlich eingestellten ärztlichen Kollegen, sicher sein. Es braucht eben alles seine Zeit.

Aus- und Einblicke

Wir befinden uns auf dieser Erde im Moment in einem Wandel von gigantischen Ausmaßen auf allen Ebenen des Seins. Die Standpunkte, von denen aus wir uns selbst und unsere Umwelt bisher gesehen haben, stellen sich als nicht mehr tauglich für das weitere Überleben auf diesem Planeten dar – und schon gar nicht für ein Leben in Wohlstand, Frieden, Freude, Entspannung, vitaler, strahlender Gesundheit, Mitgefühl, Freundlichkeit, Heiterkeit und positiver Kreativität.

Wir brauchen neue Beurteilungskriterien für unser Handeln, um langfristig unser Wohlergehen, das unserer Kinder und Kindeskinder, das unserer Umwelt und das des gesamten Planeten zu gewährleisten.

Ein riesiges Einsparungspotenzial für Krankenkassen und Volkswirtschaft

Volkswirtschaftlich gesehen bedeutet die biologisch-sanfte Krampfaderentfernung ein riesiges Einsparungspotenzial sowohl für die Krankenkassen als auch für die Arbeitgeber. Für die einen erheblich weniger Kosten und für die anderen erheblich kürzere Arbeitsausfallzeiten.

Die Hälfte der erwachsenen Bevölkerung in Deutschland leidet schätzungsweise derzeit an Krampfadern, das sind etwa 30 Millionen Menschen alleine in Deutschland. Eine Stripping–OP kostet im Durchschnitt ca. 3.000 Euro. Wenn Sie die beiden Zahlen miteinander multiplizieren, landen Sie bei 90 Milliarden Euro Therapiekosten. Bei der biologisch-sanften Krampfaderentfernung wären das nach unserer Schätzung nur ein Zehntel davon, also 81 Milliarden weniger. Die meisten Menschen werden aber mehrmals operiert und dann hat jeder Mensch auch noch zwei Beine. Bei den Arbeitsausfallzeiten lassen sich ähnliche Summen errechnen.

Nun lassen sich nicht alle Menschen mit Krampfadern operieren und die Kosten fallen nicht gleichzeitig an, dennoch ist diese Summe gewaltig.

Wir brauchen neue Beurteilungskriterien für eine Krampfaderentfernungsmethode

Vergessen wir diese volkswirtschaftlichen Dimensionen. Als Ärzte geht es uns um den Menschen, den menschlichen Körper, um die Gesundheit und darum, den Körper möglichst wenig zu verletzen, bis zum Ende des Lebens. Bei einer angeborenen Bindegewebsschwäche heißt dies, mit einer sanften Behandlungsmethode keine oder möglichst geringe Beschwerden zu bekommen bei einem möglichst geringen Risiko.

Deshalb schlagen wir vor, neue Beurteilungskriterien für Behandlungsmethoden anzulegen. Anstatt immer nur zu fragen, wie lange es dauert, bis eine neue Krampfader auftritt, sollte man noch an folgende Punkte denken:

- Wie stark wird der menschliche Körper verletzt?
- Wie viele und wie große dauerhafte Störfelder (Narben) entstehen?
- Wie viele und wie große Risiken (Nervenschädigungen, Lymphgefäßschädigungen, Entzündungen, Lungenembolien, allergische Reaktionen, Narkosezwischenfälle, Infektionsrisiko) beinhaltet der Eingriff?
- Wie belastend ist der Eingriff für den Körper?
- Wie lang ist die Erholungszeit?
- Wie eingeschränkt ist man nach der Behandlung?
- Muss man Stützstrümpfe tragen?
- Was kostet die Behandlung?

Erst wenn man diese Kriterien in die Gleichung mit einbezieht, zeigt sich die enorme Überlegenheit der Kochsalztherapie im Vergleich zu allen anderen derzeit üblichen Behandlungsmethoden von Krampfadern.

Neulich rief mich eine Patientin an: »Herr Dr. Köster, Sie haben mir vor drei Jahren eine Krampfader entfernt, und es war alles wunderbar und die

Krampfader war weg, und ich habe allen Bekannten erzählt, wie toll die Methode ist, und jetzt ist sie wieder da«. Ich habe ihr gesagt, dass ich ihre Enttäuschung nachempfinden könne. Dann habe ich ihr erklärt, dass ich Patienten habe, die ein halbes Jahr nach der Stripping-OP schon wieder eine neue Krampfader hatten, die genauso groß war wie die operierte, und sich an fast der gleichen Stelle befand. Das ist zwar die Ausnahme, aber so etwas kommt doch ab und zu vor.

Als ich damit anfing, mich für Krampfadern zu interessieren – weil ich selbst eine bekam – hatte ich die Hoffnung, dass es doch möglich sein müsste, das Krampfaderproblem mit einer Behandlung für den Rest des Lebens zu lösen. Als selbst Betroffener hofft man natürlich – nach zwölf Jahren Krampfaderbehandlungen inklusive meiner eigenen, muss ich sagen, dass diese Hoffnung eine Illusion darstellt.

Wenn eine Krampfader nach drei Jahren wiederkommt, sollte man dies einfach von der positiven Seite anschauen: Sie war drei Jahre lang weg, großartig – sie hätte ja auch schon nach einem halben Jahr wieder da sein können. Und man hatte nicht die ganzen Risiken einer Operation. Und man hat keine Narben. Und alles lief wesentlich schonender und einfacher ab als auf der chirurgischen Abteilung. Ich habe viele Patientinnen, die schon achtmal operiert worden sind. Wenn Sie ihre Beine sehen würden, könnten Sie ermessen, was ich meine.

Anhang

Danksagung von Dr. Köster

Ich danke meiner Freundin Amalia Rashmi Kreymborg für die Verbreitung einer schönen, freundlichen und herzlichen Atmosphäre in und außerhalb der Praxis auch im Namen vieler Patienten, die mir Dankesschreiben geschickt haben, und für ihre Unterstützung beim Schreiben dieses Buches.

Mein Dank gilt auch dem Kollegen Dr. Berndt Rieger – dem ich inzwischen freundschaftlich verbunden bin – für die kooperative und sehr inspirierende Zusammenarbeit. Dr. Berndt Rieger – von der Ausbildung her Internist – ist einer der umfassendsten Kenner sowohl der Schulmedizin als auch der Naturheilkunde. Mit seinen profunden Beiträgen in den Bereichen Homöopathie, Schüßler-Salz-Therapie und traditionelle europäischerKräuterheilkunde hat er dieses Buch enorm bereichert und viel dazu beigetragen, die biologisch-sanfte Krampfaderentfernung in ein naturheilkundliches Gesamtkonzept einzubetten.

Danke auch dem Kopp Verlag, besonders Herrn Jochen Kopp, für die freundliche und sehr unterstützende Zusammenarbeit.

Auch allen Nichtgenannten ein herzliches Dankeschön – es war sehr kreativ, und es hat Spaß gemacht.

Kontakte und Websites

Arztpraxis Dr. Sundaro Köster

Glashütte 6
37217 Witzenhausen-Ziegenhagen
Tel. 05545 / 99 98 07
E-Mail: sundaro@web.de
www.sanfte-krampfaderentfernung.de

Fachgesellschaft »Biologisch-sanfte Krampfaderentfernung nach Dr. Köster«

Die Fachgesellschaft bietet Ausbildungskurse an.
Für Anmeldung und Rückfragen: Praxis Dr. Köster, Tel. 05545 / 99 98 07 oder Praxis Dr. Rieger, Tel. 0951 / 91 79 944.

Zentrum für Traditionelle Europäische Medizin/
Arztpraxis Dr. Rieger
Markusstraße 5
96047 Bamberg
Tel. 0951 / 91 79 944
E-Mail: zentrumTEM@gmx.de
www.berndt-rieger.de

Eine Beschreibung in Schriftform kann nie eine fundierte praktische Ausbildung ersetzen. Die Mitglieder der Fachgesellschaft »Biologisch-sanfte Krampfaderentfernung nach Dr. Köster« haben diese fundierte praktische und theoretische Ausbildung durchlaufen. Der Abschluss der Ausbildung wird durch eine Urkunde bestätigt. Die Urkunde hängt im Wartezimmer aus. Der Patient hat somit die größtmögliche Sicherheit, von einem gut ausgebildeten und erfahrenen Arzt oder Heilpraktiker behandelt zu werden.

Insbesondere kann der Patient dadurch auch sofort erkennen, ob ein Therapeut nach der alten Methode nach Prof. Linser / Dr. Bruker oder nach der biologisch-sanften Methode nach Dr. Köster behandelt.

Die Liste der Therapeuten nach Postleitzahlen geordnet finden Sie unter www. sanftekrampfaderentfernung.eu oder unter www.softvaricoseremoval.net

Die »Fachgesellschaft für die biologisch-sanfte Krampfaderentfernung nach Dr. Köster« fördert:

- die Ausbildung in der Methode
- die Fortbildung in der Methode
- die Verbreitung von Fach- und Hintergrundinformationen für die Mitglieder
- die Beziehung zwischen Behandler und Patient, die geprägt ist von Fachkompetenz, Vertrauen, Entspannung, Wohlwollen, Freundlichkeit und individueller Behandlung – fernab vom leider üblich gewordenen Massenbetrieb im heutigen Gesundheitssystem
- die Prävention von Krampfadern durch Aufklärung und Information

- die Darstellung der Methode auf einer eigenen Homepage im Internet mit nach Postleitzahlen geortnetem Therapeutenverzeichnis
- naturheilkundliche Medizin und Kooperation mit entsprechenden Firmen, Organisationen und Individuen

Bücher zum Weiterlesen

Linser-Vohwinkel: *Moderne Therapie der Varicen Hämorrhoiden und Varicocele.* Ferdinand Enke Verlag Stuttgart 1942.

Linser-Vohwinkel: *Moderne Therapie der Varicen Hämorrhoiden und Varicocele.* Bearbeitet von Wilhelm Schneider. Stuttgart: Enke 1955.
Die Weiterentwicklung der Ausgabe von 1942. Das Standardwerk der Kochsalztherapie, damals weit verbreitet, heute antiquarisch noch erhältlich.

Schneider, W. und Fischer, H.: *Die chronisch-venöse Insuffizienz.* Stuttgart: Ferdinand Enke Verlag 1969.
Prof. Schneider war der Nachfolger von Prof. Linser auf dem Lehrstuhl für Dermatologie der Eberhard-Karls-Universität Tübingen und Direktor der Univ.-Hautklinik Tübingen. Aufbauend auf den vorherigen Büchern von Prof. Linser ist es deren Weiterentwicklung und spiegelt detailliert und umfassend die Kochsalztherapie Ende der 1960er-Jahre wieder.

Bruker, Max Otto und Gutjahr, Ilse: *Krampfadern.* Lahnstein: EMU 2000.
Der überzeugte Naturheilkundler Dr. Bruker schildert hier die Kochsalztherapie nach Professor Linser nebst anderen Maßnahmen zur Vermeidung und Behandlung von Krampfadern.

Hübner, K. (Hrsg.): *Praktische Sklerotherapie.* Viavital Verlag.
Dies ist das Standardwerk für die Verödungsbehandlung mit Polidocanol (Aethoxysklerol®). Sehr ausführlich, umfassend und detailliert werden alle Aspekte der Schaum- und Flüssigsklerosierung mit Aethoxysklerol® dargestellt. Unbedingt zu empfehlen für jeden Sklerotherapeuten. Für Ärzte und Medizinstudenten geschrieben.

Stritecky, Tomas: *Diagnostik und Therapie der Krampfadern.* Stuttgart: Thieme 2004.
Besonders die Diagnostik (in erster Linie mit Ultraschalldoppler) der vielen verschiedenen anatomischen und flussdynamischen Ursachen von Krampfadern wird exzellent, detailliert und umfassend dargestellt. Ein Muss für jeden, der Krampfadern behandelt. Für Ärzte und Medizinstudenten geschrieben.

Höfler, Heike: *Venengymnastik für gesunde, schöne Beine.: Mit Tipps für Langstreckenflüge.* München: BLV 2002.
Sie erfahren hier, wie Sie in Eigenregie Übungen durchführen können, mit denen sich Krampfadern bessern lassen.

Braunschweig, Ruth von: *Pflanzenöle. Qualität, Anwendung und Wirkung.* Wiggensbach: Stadelmann 2007.
Für Menschen, die sich für die Aromatherapie interessieren und die Heilkraft von Ölen kennen lernen wollen.

Chirali, Ilkay Zihni: *Schröpftherapie in der Chinesischen Medizin.* München: Urban & Fischer 2002.
Die Verwendung von Schröpfköpfen in der Heilkunst Asiens.

Emmrich, Peter: *Antlitzdiagnostik.* Neckarsulm: Jungjohann 2003.
Das Buch lehrt, den Bedarf für einzelne Schüßlersalze an den Spuren im Gesicht zu erkennen.

Green, Monica H.: The Trotula. *An English Translation of the Medieval Compendium of Women's Medicine.* Philadelphia: University of Pennsylvania Press 2002.
Eine Gesamtdarstellung der Heilgeheimnisse der Trotula durch eine englische Historikerin.

Mayer, Johannes Gottfried, Uehleke, Bernhard, Saum, Kilian: *Handbuch der Klosterheilkunde. Neues Wissen über die Wirkung der Heilpflanzen.* Vorbeugen, behandeln, heilen. München: Zabert Sandmann 2003.
Hier lernen Sie die Elementelehre des Altertums im Bild der christlichen Heilkunst kennen.

Marcellus: *De Medicamentis Liber/Über Heilmittel.* Berlin: Akademieverlag 1968.
Das Kräuterbuch des Marcellus auf Lateinisch und Deutsch, mit allen Heilanwendungen.

Pütz, Jean, Niklas, Christine, Norten, Ellen: *Hobbythek. Darm und Po. Gesunde Pflege von Innen und Außen.* Köln: Egmont VGS 1996.
Dieses Buch zeigt Ihnen, was Sie selbst mit einfachen Anwendungen gegen Hämorrhoiden tun können.

Rieger, Berndt: *Psychologische Schüßler-Salz-Therapie.* Neckarsulm: Jungjohann 3. Auflage 2007.
Die zwölf Schüßler-Salze und zwölf Ergänzungssalze werden hier in ein Gesamtkonzept gestellt, bei dem Sie die Wirkung der Salze nicht nur auf körperlicher, sondern auch geistig-seelischer Ebene beobachten können.

Rieger, Berndt: *Psychosomatische Homöopathie.* Stuttgart: Haug 2008.
In diesem Buch lernen Sie die Verbindung zwischen psychosomatischen Konflikten und ihren Auswirkungen auf den Körper wie auch die Heilmittel kennen, die aus homöopathischer Sicht dafür in Frage kommen.

Rieger, Berndt: *Homöopathie für Einsteiger und Fortgeschrittene.* Bamberg 2009.
Dieses Buch vermittelt die Grundbegriffe der Homöopathie mit einem Ausblick auf die Konstitutionstherapie.

Rieger, Berndt: *Venenschwäche. Krampfadern, Hämorriden und Besenreiser.* Naturheilkunde und Schulmedizin. München: Herbig 2010.
Dieses umfangreiche Buch zeigt Ihnen die Möglichkeiten einer ganzheitlichen Venentherapie auf.

Rieger, Berndt: *Das Heilwissen der Mönche und Kräuterhexen.* München: Nymphenburger 2011.
Hier lernen Sie die Therapiemöglichkeiten der traditionellen Medizin unseres Kontinents und insbesondere die Elementelehre kennen, die die Basis der Klostermedizin bildet.

Rieger, Berndt: *Kraft und Balance der Elemente.* Seattle: Createspace 2011.

Bildnachweis

S. 12, 13 und 15: Dr. Sundaro Köster; S. 14: GNU – general public license/ Mouagip und ZooFari; S. 17: Fotolia/Andres Rodriguez; S. 19: Fotolia/Licht-Raum Fotografie; S. 108: AOK-Mediendienst.

A

B

C

E

F

G

H

I

K

L

M

N

O

P

R

S

T

U

V

W

Wechselduschen 95
Weinreben 103
Weintrauben 103
Weißdorn 100
Wiesenknopf 100

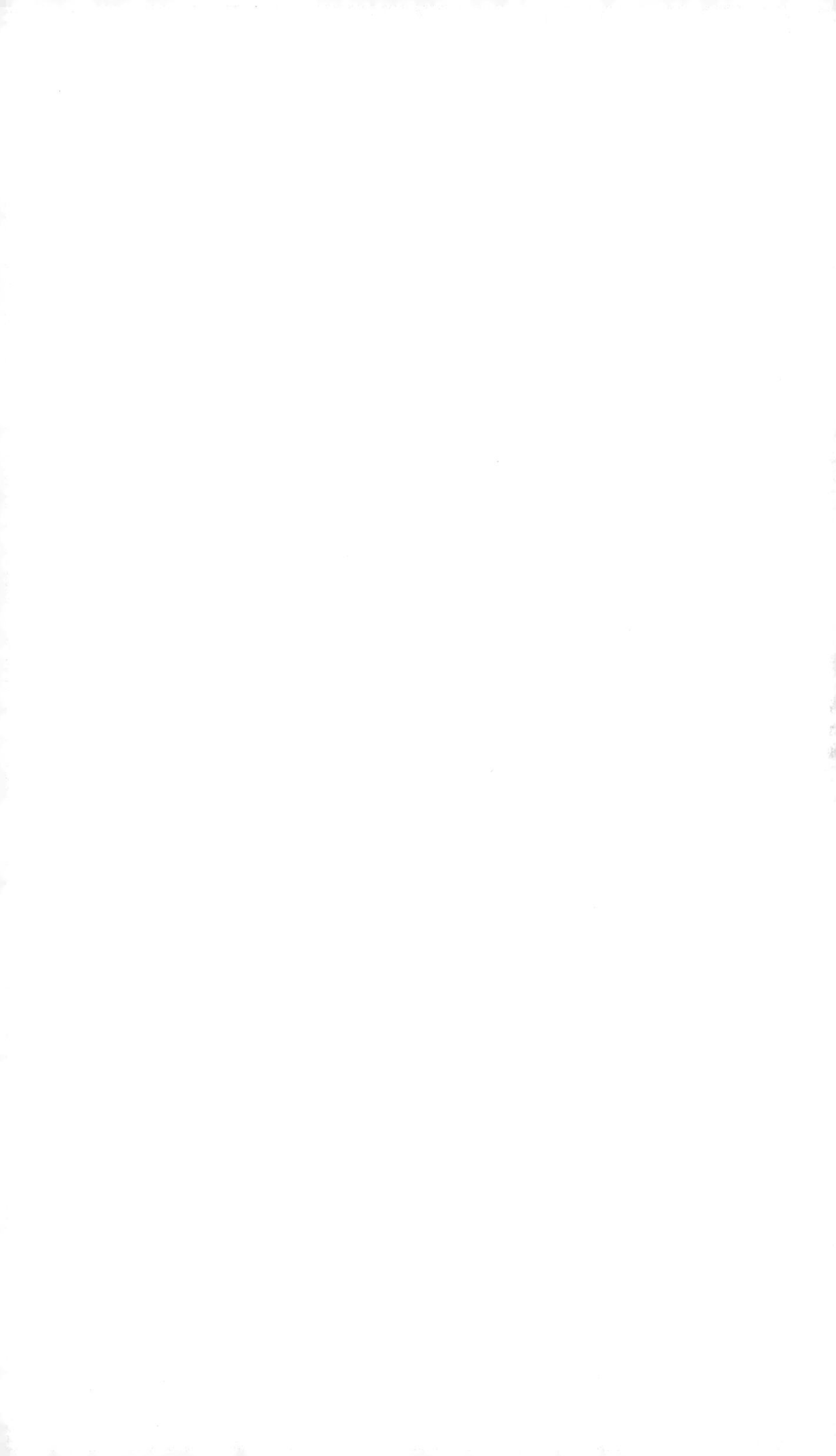